Barbara Krähmer

Ätherische Öle kompakt

Die 50 wichtigsten Öle für die praktische Anwendung

IRISIANA

Inhaltsverzeichnis

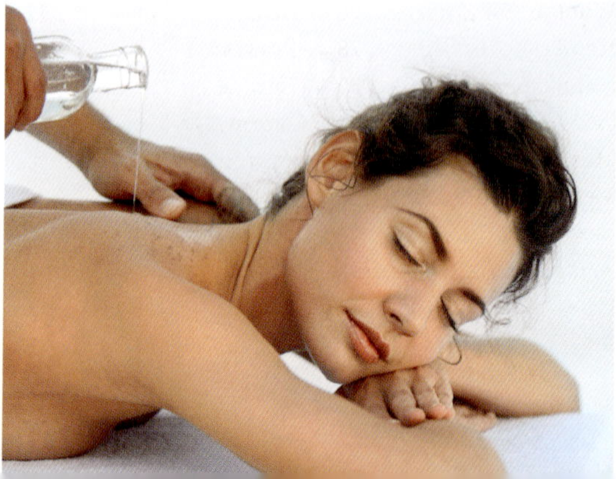

Ätherische Öle von A bis Z 37

Vorwort

Der Duft und die vielfältigen Wirkweisen ätherischer Öle üben eine ungebrochene Faszination auf den Menschen aus. Parfümeure, Chemiker, Ärzte und andere Wissenschaftler erforschen und entwickeln das Gebiet der Aromatherapie immer weiter. Die Anwendung aromatischer Pflanzenöle bietet eine Fülle von angenehmen Möglichkeiten, auf die eigene Gesundheit und Schönheit positiven Einfluss zu nehmen, und lässt sich mit etwas Hintergrundwissen einfach und sicher durchführen.

Dieser Ratgeber möchte Sie in das Reich der Düfte und deren praktische Anwendung für den privaten wie professionellen Gebrauch einführen. Er enthält die Porträts der 50 wichtigsten und beliebtesten ätherischen Öle mit den wesentlichen Informationen zu Herkunft, Gewinnung, Duft, Wirkweise und Anwendungsmöglichkeiten auf einen Blick. Dabei wird der ganzheitliche Ansatz ebenso berücksichtigt wie die Nennung der chemischen Inhaltsstoffe und der Sicherheitshinweise für eine bewusste Anwendung. Bei jedem Profil finden sich bewährte Rezepturen zum Einsatz bei körperlichen und seelischen Beschwerden sowie zur Förderung von Wohlbefinden und Gesundheit.

Einführung in das Reich der Pflanzendüfte

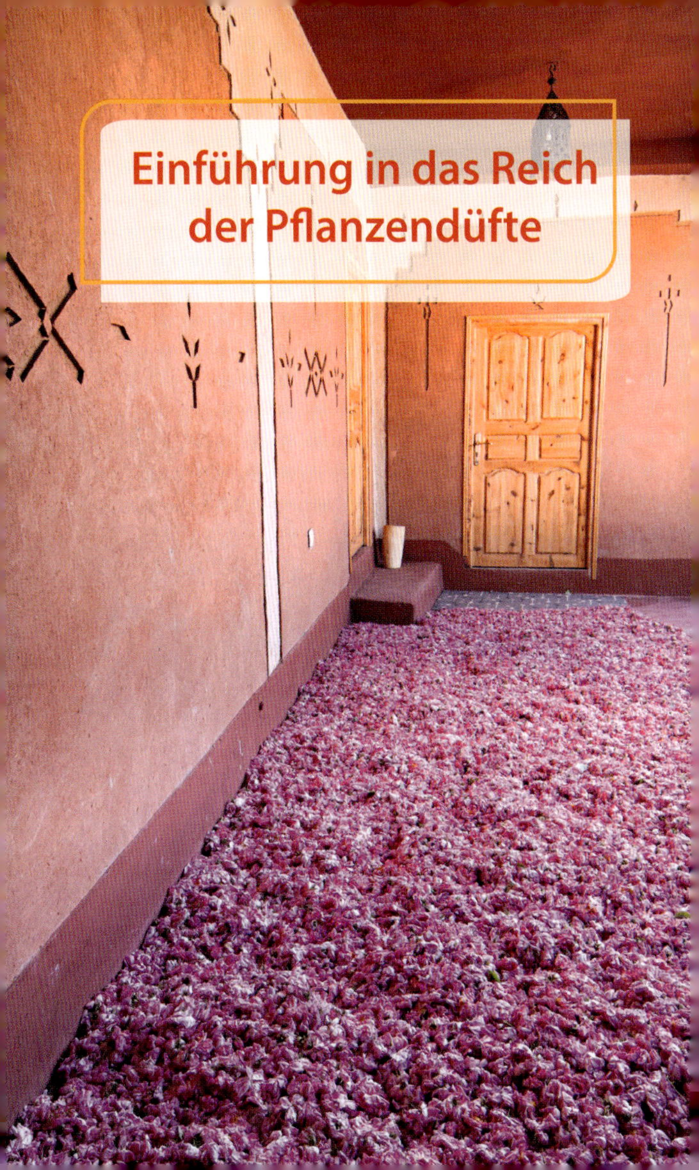

Ätherische Öle und ihre Eigenschaften

Wenn wir durch den Garten spazieren und eine Lavendelrispe oder ein Pfefferminzblatt zwischen den Fingern zerreiben, entfaltet sich der ganz spezifische Duft dieser Pflanze, und die ätherischen Öle steigen in unsere Nase. Viele Pflanzen enthalten ätherische Öle, diese sitzen als winzige Tröpfchen in kleinen Drüsenzellen der Pflanze. Sie können in allen Pflanzenteilen vorkommen, in Blüten, Blättern, Schalen, Samen, in der Rinde, den Wurzeln und im Holz. Die Pflanze produziert ihre Duftstoffe zum Anlocken von bestimmten Insekten, zur Abwehr von Schädlingen und zum Schutz vor extremen Witterungsbedingungen. Gebildet werden ätherische Öle vor allem mithilfe von Sonnenenergie, deshalb gedeihen Duftpflanzen in sonnenreichen Regionen besonders üppig. Bei Zitrusfrüchten befinden sich die ätherischen Öle relativ oberflächlich in den Poren der Schalen und sind daher durch Pressung leicht zu gewinnen. Die Gewinnung und Anwendung ätherischer Öle hat eine lange Tradition und reicht bis in die frühesten Zivilisationen zurück. Der berühmte persische Arzt und Gelehrte Abu Ali ibn Sina (980–1037), auch unter dem Namen Avicenna bekannt, entwickelte unter anderem die Kunst der Destillation zur Herstellung ätherischer Öle.

Ätherische Öle sind kostbare Geschenke der Natur. Per Definition sind sie intensiv duftende, leicht flüchtige und

hoch konzentrierte Pflanzensubstanzen, die aus einer botanisch festgelegten Pflanze durch Wasserdampfdestillation, Kaltpressung der Schalen oder Extraktion gewonnen werden.
Das Wort »ätherisch« stammt vom griechischen »aither« und bedeutet so viel wie »Himmelsluft«. Dies gibt einen Hinweis auf die flüchtige Eigenschaft dieser Öle. Ätherische Öle bestehen im Wesentlichen aus Kohlenwasserstoffverbindungen und verdunsten deshalb sehr rasch an der Luft. Sie haben eine geringere Dichte als Wasser und sind daher kaum wasserlöslich. Sie lösen sich jedoch sehr gut in fettigen oder fetthaltigen Trägermedien (z. B. Mandelöl), in Sahne, Honig und Alkohol.

Eigenschaften ätherischer Öle

- duftintensiv
- leicht flüchtig
- fettlöslich (lipophil), kaum wasserlöslich
- konzentriert und daher hochwirksam

Aromatherapie heute

Die moderne Aromatherapie hat sich aus der Pflanzenheilkunde heraus entwickelt und gilt als Teilgebiet der Phytotherapie. Diese befasst sich mit der Behandlung und Heilung durch Wirkstoffe, die aus Pflanzen gewonnen werden. Heute werden ätherische Öle nicht nur im privaten Bereich für ein angenehmes Wohnklima eingesetzt, sondern sie finden auch eine zunehmende Verbreitung im Gesundheitswesen. Sie werden von engagierten Mitarbeitern in Praxen, Kliniken, Pflegeheimen und Hospizen auf vielerlei Art und Weise eingesetzt: zur Raumluftverbesserung, zur Unterstützung der Genesung und zur Behandlung von leichten Beschwerden der Patienten. Die positive Entwicklung lässt sich seit Jahren in zunehmendem Maße beobachten und setzt ein fundiertes Wissen sowie eine sorgfältige Anwendung voraus. Da die Forschung auf diesem Gebiet intensiviert wurde, liegen uns heute immer mehr Erkenntnisse und Nachweise über die positive Wirkweise von ätherischen Ölen vor.

Aromapflege – Aromatherapie – Aromakunde

In der **Aromapflege** werden ätherische Öle sowohl im privaten als auch im öffentlichen Bereich für das Wohlbefinden und die Körperpflege eingesetzt. Dies bedeutet die Anwendung von ätherischen Ölen zur Wohnraumbeduftung und zur Pflege der Haut. Aromapflege beinhaltet auch den professionellen Einsatz von ätherischen Ölen, fetten Pflanzenölen und daraus hergestellten Pflegeprodukten. In diesem Sinne ist Aromapflege eine ergänzende Pflegemethode in der Gesundheits- und Krankenpflege. Die Anwendung erfolgt über den Geruchssinn und die intakte Haut in Form von Bädern, Einreibungen, Massagen und Auflagen oder Wickeln.

In der **Aromatherapie** wird eine ganzheitliche Behandlung und Linderung von Beschwerden und Krankheiten mit ätherischen Ölen angestrebt. Aromatherapie ist die therapeutische Verwendung von Duftstoffen entsprechend den Grundsätzen der Naturheilverfahren. Sie darf in Deutschland, als Bestandteil der Naturheilkunde, nur von Therapeuten wie Ärzten und Heilpraktikern mit einer entsprechenden Qualifikation ausgeübt werden.

Die **Aromakunde** oder Aromatologie beinhaltet das Grundlagenwissen über Herstellung, Zusammensetzung, Wirkung und Anwendung von natürlichen Duftstoffen.

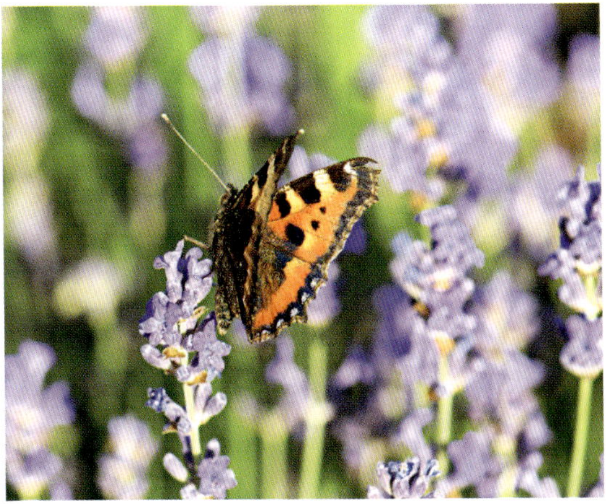

Auch Insekten werden von den Pflanzenduftstoffen angelockt.

Herstellung ätherischer Öle

Destillation

Die häufigste Methode zur Herstellung von ätherischen Ölen ist die Destillation. Bei diesem Verfahren wird zunächst ein zylindrisches Behältnis, auch Alambic genannt, mit Pflanzenmaterial gefüllt. Anschließend wird Wasserdampf mit einem entsprechenden Druck und einer bestimmten Temperatur in das Gefäß eingeleitet. Der heiße Wasserdampf entzieht den Pflanzen alle flüchtigen Duftstoffe. Im Folgenden wird der zirkulierende Wasserdampf durch ein gekühltes Rohrsystem (Kühlschlange) geleitet. Durch die Abkühlung kommt es zur Kondensation und es entsteht ein Gemisch aus Pflanzenwasser und ätherischem Öl. In einer weiteren Stufe wird das auf dem Wasser schwimmende ätherische Öl durch ein physikalisches Trennverfahren abgeschöpft. Bei der Wasserdampfdestillation entsteht als Zusatzprodukt das sogenannte Blütenwasser, auch Hydrolat genannt (z. B. Rosenwasser). Hydrolate enthalten die großmolekularen wasserlöslichen Substanzen der Pflanze.

Die Ausbeute bei der Destillation ist je nach Pflanzenart sehr unterschiedlich. Um einen Liter Rosenöl zu gewinnen, werden ca. 5000–7000 kg Rosenblätter benötigt. Für einen Liter Eukalyptusöl hingegen sind nur ca. 30 kg Eukalyptusblätter notwendig. Die unterschiedliche

Ausbeute bei der Herstellung erklärt die oft erheblichen Preisunterschiede von natürlichen ätherischen Ölen.

Kaltpressung

Aus Zitrusfrüchten, wie z. B. Zitrone, Orange, Mandarine und Grapefruit, lässt sich ätherisches Öl durch Kaltpressung aus der Schale gewinnen. Bei Früchten ist das ätherische Öl relativ leicht zugänglich, da es sich in den kleinen Poren der Schalen befindet. Die Schalen werden zerkleinert, gepresst, zentrifugiert und filtriert. Das Öl kann daher ohne Wärmebehandlung gewonnen werden und die Ausbeute ist vergleichsweise hoch. Um einen Liter Orangenöl herzustellen, werden die Schalen von ca. 100 bis 150 Früchten benötigt.

Extraktion

Für die Gewinnung von kostbaren Blütendüften wie z. B. Jasmin, Iris, Lotus oder Narzisse wird in der Regel die Methode der Extraktion angewandt. Hierzu werden die Pflanzen zunächst mit einem Lösungsmittel getränkt, das die Duftstoffe aus ihnen herauslöst. Meist wird hierfür ein für Lebensmittel zugelassenes Hexan verwendet. In einem weiteren Extraktions- und Destillationsschritt werden das Lösungsmittel und noch vorhandene Pflanzenwachse entfernt und man erhält das sogenannte Absolue, auch Absolute genannt. Ein Absolue enthält sowohl die fettlöslichen als auch die wasserlöslichen Bestandteile der Pflanze und zeichnet sich durch einen besonders intensiven, vollen und parfümistischen Duft aus. Eine Extraktion mit reinem Alkohol ist bei manchen Pflanzen wie z. B. Vanille und Tonkabohne möglich.

Kohlendioxidextraktion

Die CO_2-Extraktion ist ein relativ junges und sehr schonendes Verfahren zur Herstellung von temperaturempfindlichen Duftstoffen. Sie wird mit flüssigem CO_2 bei Temperaturen von ca. 30 Grad Celsius und unter extrem hohem Druck durchgeführt. Die so gewonnenen Aromastoffe sind im Duft außergewöhnlich naturnah, intensiv und rund. In der Aromatherapie werden sie aufgrund des hohen Preises und der mangelnden Erfahrungswerte bisher eher selten eingesetzt.

Qualität – maßgebend für den Erfolg

Für die erfolgreiche Anwendung ätherischer Öle in Kosmetik und Therapie ist es unerlässlich, auf die Qualität und Reinheit der Produkte zu achten. Da der Herstellungsprozess von natürlichen Ölen entsprechend aufwendig ist, finden sich im Handel sehr unterschiedliche Angebote. Leider werden natürliche ätherische Öle gelegentlich mit billigen Ölen verschnitten oder mit synthetischen Inhaltsstoffen angereichert. Speziell bei hochpreisigen Ölen wie z. B. Rose oder Melisse ist Vorsicht geboten, da es hier zu Imitationen oder Anreicherungen mit ähnlichen Duftstoffen kommen kann. Damit Sie beim Einkauf sichergehen können, ein echtes ätherisches Öl zu erwerben, achten Sie bitte darauf, dass es als »naturrein«, »genuin« oder »authentisch« ausgewiesen ist.

Naturrein – genuin – authentisch

Die Bezeichnung »100 % naturreines ätherisches Öl« bedeutet, dass das vorliegende Öl vollständig »naturrein« ist, d. h. naturbelassen und unverfälscht. Es wird in keiner Art und Weise verändert bzw. nachbehandelt und enthält keinerlei Zusätze. Der Begriff »genuin« bedeutet unverändert und somit ebenfalls unverfälscht. »Authentisch« besagt, dass das ätherische Öl von einer definierten Stammpflanze gewonnen, nicht verschnitten und damit unverfälscht ist.

Naturidentisch – synthetisch

Auf dem großen Markt der Duftstoffe, vor allem in der Kosmetik und in der Waschmittelindustrie, kommen überwiegend künstlich hergestellte Stoffe zum Einsatz.
Häufig werden dem Verbraucher zur Raumbeduftung sogenannte naturidentische ätherische Öle oder auch Parfümöle angeboten. Diese sind für die Aromatherapie ungeeignet. »Naturidentisch« besagt nur, dass die entsprechende Substanz chemisch identisch ist mit der natürlichen Substanz. Dies bedeutet, dass es sich um ein

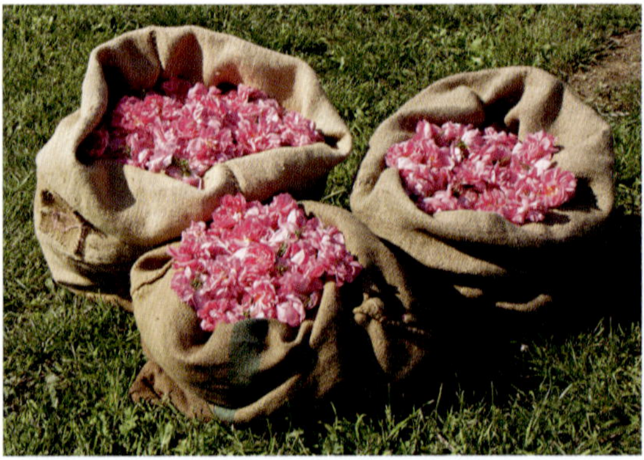

Für Rosenöl wird eine große Menge an Blüten benötigt.

Öl handelt, das nicht aus einer Pflanze stammt, sondern im Labor rekonstruiert, also mit den entsprechenden Inhaltsstoffen nachgebaut wurde. Parfümöle bzw. synthetische Öle mit Bezeichnungen wie z. B. »Mandelblüte« oder »Grüner Apfel« haben keinerlei Bezug zu den natürlichen Inhaltsstoffen einer Pflanze und sind im Labor entwickelte Fantasiedüfte.

Sicherheit beim Einkauf: Darauf sollten Sie achten

Damit der Verbraucher die Qualität eines ätherischen Öles einschätzen kann, werden vom Hersteller in der Regel die folgenden Informationen auf dem Etikett oder in der Preisliste bereitgestellt:

- Name und vollständige botanische Bezeichnung
- Angabe 100 % naturreines ätherisches Öl
- Herstellungsverfahren (Destillation, Kaltpressung)
- Hinweis auf kontrolliert biologischen Anbau
- genaue Abfüllmenge
- Chargennummer zur Identifikation
- empfohlenes Verbrauchsdatum
- Angaben zur Verwendung
- Sicherheitshinweise
- Name und Herstellungsort des verantwortlichen Produzenten

Wirkweise ätherischer Öle

Seelisch-geistige Wirkung

Ätherische Öle verbessern das Wohlbefinden und stärken Lebenskraft und Gesundheit. Viele ätherische Öle, vor allem die Blütendüfte, haben einen harmonisierenden Effekt auf das Nervensystem und damit auch auf das emotionale Gleichgewicht. Bestimmte ätherische Öle beeinflussen Aufmerksamkeit und Konzentration. Sie können die Gehirnfunktion anregen (z. B. Zitrone) oder beruhigen (z. B. Weihrauch). Manche ätherische Öle, beispielsweise Bergamotte und Grapefruit, sind in der Lage, die Bildung von Endorphinen anzuregen. Hierbei handelt es sich um »körpereigene Wohlfühlhormone«, die über die Hypophyse ausgeschüttet werden und unsere Stimmung positiv beeinflussen. Die seelisch-geistige Wirkung ätherischer Öle entsteht bereits durch den Kontakt des Duftes mit dem limbischen System im Gehirn. Dies bedeutet, dass bereits das Einatmen eines Duftes eine Veränderung der Befindlichkeit hervorrufen kann. Dabei ist zu beachten, dass die Wirkung individuell und abhängig vom momentanen Zustand der Person ist.

Körperliche Wirkung

Ätherische Öle stärken die Abwehrmechanismen des Körpers und aktivieren die Selbstheilungskräfte. Die meisten ätherischen Öle haben eine antimikrobielle Wirkung, d. h. sie wehren Bakterien, Viren und Pilze ab. Dabei werden bestimmte Stoffwechselvorgänge in den Mikroorganismen gehemmt und / oder die Funktion der schützenden Zellmembran wird gestört. Bestimmte ätherische Öle unterstützen die Erneuerung und Regeneration von Hautzellen und sind damit beliebte Zusätze in Pflegeölen und anderen kosmetischen Produkten. Für den Einfluss ätherischer Öle auf körperliche Vorgänge, wie z. B. die antimikrobiellen Effekte, ist vor allem die chemische Zusammensetzung der ätherischen Öle von Bedeutung. So wirkt z. B. der im Eukalyptus enthaltene Stoff 1,8-Cineol desinfizierend und schleimlösend auf die Atemwege. Die keimabwehrende Wirkung von ätherischen

Ölen ist durch zahlreiche wissenschaftliche Studien bestens belegt. Andere körperliche Veränderungen wie z. B. Blutdrucksenkung sind messbar und nachweisbar durch beispielsweise EEG oder EKG.

Die wichtigsten Wirkweisen ätherischer Öle

- Seelisch-geistig: stimmungsaufhellend, entspannend, beruhigend, schlaffördernd und konzentrationsfördernd
- Körperlich: antimikrobiell, entzündungshemmend, schleimlösend, immunstärkend, hautregenerierend, durchblutungsfördernd, verdauungsfördernd, harntreibend und krampflösend

Inhaltsstoffe und ihre Wirkung

Die biochemische Zusammensetzung eines ätherischen Öles ist sehr vielschichtig und komplex. Jedes ätherische Öl besteht aus einer großen Anzahl von Inhaltsstoffen, die für die spezielle Wirkung und den Duft ausschlaggebend sind. Diese sind im Wesentlichen Terpene, Alkohole, Aldehyde, Ester, Oxide, Ketone und Phenole. Der synergistische Effekt der Einzelbestandteile ist für die komplexe Gesamtwirkung verantwortlich, daher ist ein ätherisches Öl immer mehr als nur die Summe seiner einzelnen Bestandteile. Die Hauptbestandteile eines ätherischen Öles sind mengenmäßig am stärksten vertreten und haben

einen entscheidenden Einfluss auf seine Wirkung. In diesem Ratgeber sind daher die wichtigsten Inhaltsstoffe beim jeweiligen Profil des ätherischen Öles genannt.
Bei allen Zitrusölen ist der Hauptbestandteil Limonen, das für die erfrischende und stimmungsaufhellende Wirkung maßgebend ist. Bei der Pfefferminze ist das kühlende und schmerzstillende Menthol der wichtigste Inhaltsstoff. Viele ätherische Öle, die bei Erkältungen eingesetzt werden – z. B. Eukalyptus, Cajeput und Myrte –, enthalten als Hauptkomponente 1,8-Cineol, mit antimikrobiellem, entzündungshemmendem und schleimlösendem Effekt. In Blütendüften, wie z. B. Lavendel und Muskatellersalbei, sorgt der Stoff Linalylacetat für Entspannung und Entkrampfung. Manche ätherische Öle – beispielsweise Thymian – werden nach ihrem Chemotyp unterschieden. Der Chemotyp richtet sich nach dem Inhaltsstoff, dessen Anteil am höchsten ist. So ist beim Thymian (auch Thymian Typ Linalool oder Thymian Ct. Linalool genannt) das hautpflegende und entzündungshemmende Linalool der Hauptinhaltsstoff und ausschlaggebend für seine Wirkung. Beim Thymian Thymol hat das Thymol mit seinem stark antimikrobiellen Effekt die wichtigste Bedeutung.

Die Anwendung ätherischer Öle für Wohlbefinden und Gesundheit

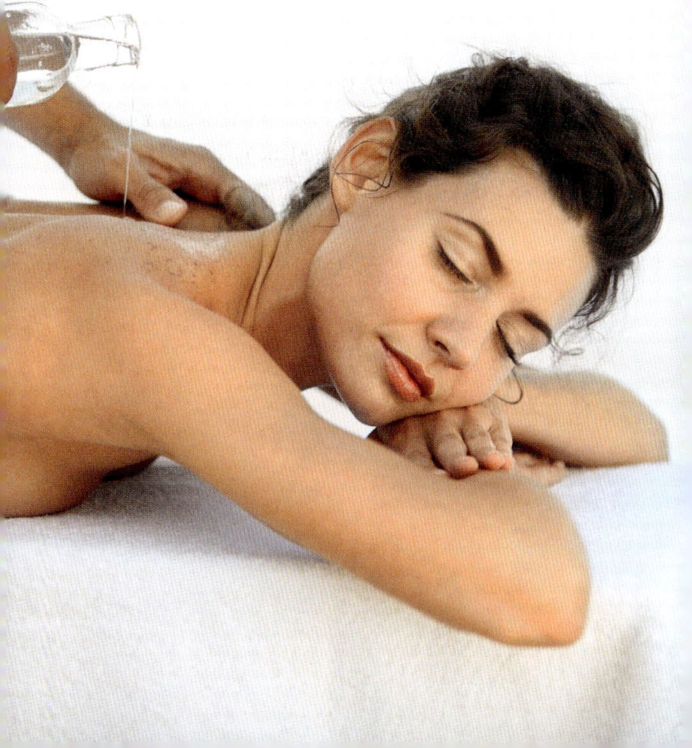

Vielseitigkeit in der Anwendung

Ätherische Öle können einfach und wirkungsvoll zu Hause auf vielfältige Weise eingesetzt werden: um eine angenehme Raumatmosphäre zu kreieren, zur Entspannung in der Badewanne, in einem Naturparfüm, für die Schönheitspflege und ebenso zur Linderung von Beschwerden wie z. B. Stress, Kopfschmerzen, Muskelverspannungen und Infektionskrankheiten. Auch die professionelle Anwendung in der Kranken- und Gesundheitspflege hat sich zu einem wichtigen Einsatzgebiet entwickelt und leistet hervorragende Dienste, um die Lebensqualität von Patienten zu steigern und die Gesundung zu fördern. Das Anwendungsspektrum ätherischer Öle reicht vom Wellnessbereich bis in die Aromatherapie, je nach Anwendungsform, Dosierung und den Kenntnissen des Anwenders. Meist gelangen ätherische Öle über die zwei wichtigsten Wege in den Organismus, über den Geruchssinn und über die Haut. Die innere Anwendung von ätherischen Ölen birgt jedoch gewisse Risiken und sollte nur unter Anleitung von aromatherapeutisch ausgebildeten Ärzten oder Heilpraktikern erfolgen.

Der Weg über die Nase

Der Weg über die Nase und das Atmungssystem ist der direkte und einfachste Weg mit sofortiger Wirkung. Wenn wir einen Duft einatmen, gelangen die Duftmoleküle in

Kontakt mit den Riechzellen der Riechschleimhaut im oberen Nasendach und werden dort in elektrische Informationen umgewandelt. Diese werden über die Riechkolben des Endhirns zum limbischen System und zum Hypothalamus weitergeleitet. Dort liegen wichtige Zentren für Erinnerungen, Gefühle, Triebe und hormonelle Steuerung. Daher kann bereits das Einatmen eines Duftes sofort unsere Stimmung verändern, die Konzentration steigern oder zur Entspannung beitragen.

Inhalation

Das direkte Einatmen von ätherischen Ölen kann bei Stress und Unruhe schnelle Erleichterung und bei Atemwegsbeschwerden Linderung bringen.

Duftpad oder Dufttuch

Geben Sie 3–4 Tropfen des ätherischen Öles auf ein Wattepad oder ein Kosmetiktuch und atmen Sie den Duft, z. B. Lavendelöl bei Schlafstörungen, mehrmals tief ein.

Dampfinhalation

Geben Sie 1–2 Tropfen ätherisches Öl in eine Schüssel mit heißem Wasser, schließen Sie die Augen und atmen Sie einige Minuten tief durch. Bei einer aufkommenden Erkältung eignen sich z. B. die ätherischen Öle von Myrte oder Cajeput.

Raumbeduftung

Speziell in der sonnenarmen Jahreszeit und bei nasskaltem Wetter ist es ein Genuss, einen Raum zu betreten, der angenehm duftet und eine helle und warme Atmosphäre ausstrahlt. Wählen Sie hierzu frische und stimmungsaufhellende Zitrusdüfte in Kombination mit sanften, entspannenden Blütendüften. Im Winter können Sie die Qualität der Raumluft verbessern und Erkältungen vorbeugen mit desinfizierenden ätherischen Ölen wie Eukalyptus oder mit den wohlriechenden Nadelölen von Weißtanne oder Fichte.

Duftobjekte

Zur Beduftung von Wohn- und Geschäftsräumen gibt es im Handel Duftlampen aus Keramik, Glas oder Alabaster, und des Weiteren vielerlei elektrische Geräte. Die klassische Aromalampe besteht aus einem Unterteil und einer darüber aufgesetzten Schale. Im Unterteil befindet sich ein Teelicht oder eine elektrische Glühbirne als Wärmespender. Geben Sie zunächst Wasser und danach ca. 3–10 Tropfen ätherisches Öl in die Verdunsterschale. Die Dosierung richtet sich nach der Größe des Raumes und nach der Duftintensität des jeweiligen Öles. So duftet z. B. Ylang-Ylang sehr stark und ist daher eher niedrig zu dosieren.

Elektrische Duftobjekte – wie Thermosteine, Verdampfer oder Zerstäuber – werden bevorzugt in Kinderzimmern,

Kliniken, Alten- und Pflegeheimen eingesetzt. Die praktischen Thermosteine enthalten ein Wärmelement mit einer konstanten Temperatur von ca. 40 Grad Celsius, bei der die ätherischen Öle sanft verdunsten können. Sie sind einfach und sicher zu bedienen. Eine Zugabe von Wasser ist bei diesen Temperaturen nicht erforderlich.

Raumspray

Mit einem Raumspray bringen Sie schnell und flexibel angenehme Düfte in Konferenzräume, Hotel- oder Patientenzimmer. Für Büroräume eignen sich am besten duftintensive und frische Aromaöle, z. B. Lemongrass, Grapefruit und Zitrone.

Grundrezeptur: 47 ml Alkohol (70%ig; in Apotheken erhältlich) und 2–3 ml ätherische Öle in einer Glasflasche mit Pumpzerstäuber mischen.

Der Weg über die Haut

Den Weg über die Haut wählen wir in der Kosmetik, bei Einreibungen, Massagen und aromatischen Bädern.

Aufgrund der fettlöslichen Eigenschaft von ätherischen Ölen werden diese von den Hautzellen sehr gut aufgenommen und gelangen ins Lymphsystem, zu den Blutgefäßen und Organen, um im ganzen Körper ihre Wirkung zu entfalten. Nach einer Einreibung sind die Bestandteile der ätherischen Öle bereits nach ca. 20 Minuten im Blut nachweisbar und messbar. Da ätherische Öle hoch konzentrierte Pflanzenstoffe sind, haben sie mehr oder weniger intensiv hautreizende Eigenschaften. Daher erfolgt die Anwendung ätherischer Öle auf der Haut in der Regel in Verbindung mit einem fetten pflanzlichen Öl, einem sogenannten Basis- oder Trägeröl, wie z. B. Mandelöl. Nur besonders sanfte Sorten ätherischer Öle dürfen in bestimmten Situationen pur auf die Haut aufgetragen werden, wie Lavendel, Teebaum, Sandelholz oder Rose. Die Trägeröle, in denen ätherische Öle verdünnt werden, dienen gleichzeitig als Medium, um die Aromaöle durch die verschiedenen Hautschichten zu den Kapillaren zu transportieren.

Basisöle für Gesundheit und Schönheit

Als Basisöle werden in der Aromapflege naturbelassene, kalt gepresste, fette Pflanzenöle eingesetzt. Diese enthalten wertvolle Inhaltsstoffe wie z. B. Vitamine, Spurenelemente und essentielle Fettsäuren und haben daher ausgezeichnete hautpflegende und -schützende Eigenschaften. Fette Pflanzenöle werden von den Hautzellen sehr gut aufgenommen und unterstützen die Haut in ihrer Funktion. Viele Basisöle wirken hautregenerierend oder werden aufgrund ihrer hautberuhigenden und entzündungshemmenden Eigenschaften geschätzt. Für eine Behandlung werden Trägeröle und ätherische Öle je nach Hauttyp bzw. Hautproblematik ausgesucht. Somit kommen zwei sich ergänzende Wirkstoffe zum Einsatz. Nicht geeignet für die Aromapflege sind die aus Erdöl gewonnenen Mineralöle oder deren Abkömmlinge. Diese bilden auf der Haut zwar einen gewissen Schutzfilm, behindern jedoch die Hautatmung und somit die Entgiftung. Sie trocknen die Haut aus und haben keinerlei therapeutischen Effekt.

Aprikosenkernöl (Prunus armeniaca)
Aprikosenkernöl ist ein feines, leichtes Pflegeöl, das sehr gut in die Haut einzieht und sanft nach Marzipan duftet. Es ist in seiner Zusammensetzung dem bekannten Mandelöl sehr ähnlich. Aprikosenkernöl enthält etwa 65 % Ölsäure, eine einfach gesättigte Fettsäure, und ist damit sowohl für normale wie auch für trockene Haut bestens geeignet. Besonders beliebt ist es bei feiner, empfindlicher und auch bei spröder Haut, für die Pflege zarter Babyhaut sowie für Aromamassagen.

Arganöl (Argania spinosa)
In Marokko gilt das aus den mandelförmigen Samen des Arganbaumes gepresste Öl traditionell als hautverjüngendes Schönheitsöl. Wegen seiner hautregenerierenden Wirkung wird es verstärkt in der Kosmetik in Anti-Aging-Produkten eingesetzt. Durch seinen hohen Gehalt an ungesättigten Fettsäuren (insgesamt 80 % Öl- und Linolsäure) und dem hohen Anteil an natürlichen Antioxidantien (Alpha-Tocopherol und Phytosterole) wirkt

es beruhigend und entzündungshemmend. Zudem hat es einen hohen Anteil an Vitamin E. Es beugt Hautalterung vor und hat einen straffenden Effekt. Auch bei Hauterkrankungen wie Neurodermitis oder Psoriasis kommt es zum Einsatz.

Kokosöl (Cocos nucifera)
Kokosöl bzw. Kokosfett wird aus dem Fruchtfleisch von Koskosnüssen, dem sogenannten Kopra, kalt und schonend gepresst, damit wertvolle Fettbegleitstoffe erhalten bleiben. Es duftet typisch nach Kokos, zieht sehr gut ein und verleiht der Haut einen seidigen Glanz. Es hat einen leicht kühlenden, beruhigenden Effekt und ist besonders geeignet für die sonnenverwöhnte, trockene und irritierte Haut. Es enthält ca. 85 % gesättigte Fettsäuren und wird bei Zimmertemperatur (unter ca. 25 Grad Celsius) fest.

Johanniskrautöl (Hypericum perforatum in Olea europaea)
Johanniskrautöl, auch als Rotöl bekannt, entsteht durch den Auszug von Johanniskrautblüten in Olivenöl. Dieses bewährte Hausmittel für Einreibungen hat eine wärmende, entzündungshemmende und schmerzlindernde Wirkung. Es ist bekannt für seine beruhigende und nervenstärkende Kraft. Rotöl wird eingesetzt zur Pflege rauer und entzündlicher Haut, bei leichten Verbrennungen, bei

Unruhe und Schlafstörungen sowie bei Schmerzen, z. B. rheumatische Beschwerden und Hexenschuss.

Jojobaöl (Buxus chinensis / Simmondsia chinensis)
Das besonders kostbare Jojobaöl enthält viele wertvolle Vitamine und Mineralstoffe. Es ist ein flüssiges Pflanzenwachs, das unter 10 Grad Celsius fest wird. Jojobaöl zieht sehr gut in die Haut ein, reguliert ihren Feuchtigkeitshaushalt und verleiht der Hautoberfläche Schutz und Widerstandskraft. Es eignet sich für empfindliche, trockene wie auch für fette und unreine Haut und wird gerne für die Gesichts- und Dekolletépflege eingesetzt, da es keinen Fettglanz hinterlässt. Besonders reife und zu Entzündungen neigende Haut profitiert von der beruhigenden und regenerierenden Wirkung. Jojobaöl bietet zudem einen natürlichen Lichtschutz des Faktors 3–4.

Macadamianussöl (Macadamia ternifolia)
Das angenehm nussig duftende Öl wird aus den gehaltvollen und wohlschmeckenden Macadamianüssen gepresst. Es ist besonders reich an Vitaminen (A, B, E) und Mineralstoffen, enthält einen hohen Anteil an Ölsäure (ca. 60 %) und die besonders hautpflegende Palmitoleinsäure (ca. 30 %). Macadamianussöl nährt, regeneriert und glättet die Haut und hinterlässt ein geschmeidiges und weiches Hautgefühl. Es ist besonders geeignet für trockene, reife, spröde und rissige Haut und weist einen

natürlichen Lichtschutzfaktor von 3–4 auf. Auch bei der Haarpflege wirkt dieses Öl beispielsweise bei Spliss und trockenem Haar glättend.

Mandelöl süß (Prunus dulcis / Prunus amygdalus)
Mandelöl wird aus reifen Süßmandelkernen gepresst. Es ist normalerweise geruchsneutral, kann jedoch einen sanften nussigen Duft aufweisen. Mandelöl ist wegen seiner guten Spreitfähigkeit (verteilt sich gut und zieht rasch ein) das bekannteste und beliebteste natürliche Basisöl für Massagen. Es enthält ca. 80 % Ölsäure und ca. 15 % Linolsäure (ungesättigte Fettsäuren), hat eine feine und leichte Konsistenz und ist für jeden Hauttyp geeignet. Besonders empfindliche, trockene und rissige Haut profitiert von den wertvollen, pflegenden Eigenschaften des Mandelöles.

Sheabutter (Butyrospermum parkii)
Die weiße, feste und geruchlose Sheabutter wird aus den Nüssen des Sheabaums hergestellt. Naturbelassene Sheabutter ist vitaminreich und enthält wertvolle antientzündliche und feuchtigkeitsbindende Fettbegleitstoffe (Triterpenalkohole). Durch die Pflege mit Sheabutter wird die Haut weich, elastisch und widerstandsfähig. Sheabutter hat sich bewährt bei trockener, spröder, rauer und reifer Haut, bei Schwangerschaftsstreifen, bei Neurodermitis und zur Narbenbehandlung. Die Butter wird

eingesetzt als Salbengrundlage, zur Lippenpflege und in der Babypflege. Zur Herstellung einer cremigen Salbe wird die feste Butter bei über 40 Grad Celsius vorsichtig geschmolzen und mit einem Anteil von 20–30 % Basisöl gemischt.

Sesamöl (Sesamum indicum)

Sesamöl mit seinem typischen Eigengeruch wird aus den Samen der Sesampflanze kalt gepresst. Auch in der Ayurveda-Medizin wird es traditionell als heilendes, wärmendes und entgiftendes Öl eingesetzt. Durch den hohen Gehalt an essentiellen Fettsäuren (bis zu 50 % Linolsäure) ist es besonders wertvoll zur regelmäßigen Pflege von trockener, rauer und zu Entzündungen neigender Haut.

Wildrosenöl (Rosa mosqueta / Rosa canina)

Das besonders wertvolle Wildrosenöl, auch Hagebuttenkernöl genannt, wird aus den Samen reifer Hagebutten gepresst. Es duftet relativ neutral, auch wenn aufgrund der Namensgebung die Erwartung vorhanden ist, dass es nach Rose duftet. Wildrosenöl ist wegen seines hohen Anteils an ungesättigten Fettsäuren (40–50 % Linolsäure und ca. 30 % Linolensäure) bekannt für seine gute hautregenerierende Wirkung. Es vermindert die Faltentiefe und beugt Faltenbildung vor. Wildrosenöl ist somit beliebt als Gesichtsöl und eignet sich besonders zur Pflege trockener und reifer Haut sowie zur Behandlung von Narben.

Aromakosmetik – Aromapflege

Ätherische Öle beleben das Gewebe und fördern somit die Bildung neuer, gesunder Hautzellen. Sie sind daher beliebte Zusätze in Pflege- und Massageölen, Cremes, Duschgels, Kompressen und Bädern. Hierzu müssen die ausgewählten ätherischen Öle in einem geeigneten Medium in der korrekten Dosierung verdünnt werden. Um sicherzugehen, dass die hergestellte Mischung bei empfindlichen oder gar allergisch reagierenden Personen gut verträglich ist, wird vor der ersten Anwendung ein Test vorgenommen. Reiben Sie hierzu einige Tropfen der geplanten Mischung in die Armbeuge ein. Sollte nach ca. 30 Minuten keine Reaktion in Form einer Rötung oder von Pusteln auftreten, ist das Öl in der Regel gut verträglich.

Körperöl

Zur Herstellung eines fein duftenden Hautpflegeöles für den täglichen Gebrauch eignen sich je nach Hauttyp alle Basisöle und hautfreundliche ätherische Öle, wie z. B. die Blütenöle von Lavendel, Geranium und Ylang-Ylang.

Dosierung: ca. 1 % ätherisches Öl im Basisöl

Gesichtsöl

Für die Gesichtspflege werden bevorzugt die hautregenerierenden Basisöle wie Wildrosenöl und Arganöl sowie

Jojobaöl verwendet. Die Zugabe ätherischer Öle von Rose, Rosengeranium oder Neroli unterstützt diese Wirkung und schenkt dem Öl einen besonders angenehmen und feinen Duft.
Dosierung: 0,3–0,5 % ätherisches Öl im Basisöl

Einreibungen für die Aromapflege
Bei einer Einreibung soll ein therapeutischer Effekt mit dem ätherischen Öl erzielt werden, z. B. Schmerzlinderung. Da die Anwendung auf einer begrenzten Fläche der Haut erfolgt, kann die Konzentration des ätherischen Öles, je nach Wirkung und Hautverträglichkeit, auch etwas höher angesetzt werden.
Dosierung: 1–3 % ätherisches Öl im Basisöl, bei besonders hautfreundlichen Sorten bis zu 5 %

Wickel und Auflagen
Ein Wickel umhüllt einen Körperteil, während eine Auflage nur auf einem begrenzten Gebiet aufgelegt wird. In der Aromapflege beliebt sind Ölwickel bzw. Ölauflagen (Ölkompressen) mit einer Mischung aus warmem Basisöl und ätherischen Ölen. Das warme Ölgemisch wird auf eine Mullkompresse gegeben und auf dem entsprechenden Körperteil platziert, darüber kommt ein Baumwolltuch als inneres Tuch und zusätzlich ein wärmendes Außentuch aus Wolle.
Dosierung: 2–5 % ätherisches Öl im Basisöl

Aromamassage

In der Aromamassage verbindet sich die heilende Kraft der Berührung mit der speziellen Wirkung duftender Pflanzenöle zu einer ganzheitlichen Behandlung von Körper, Geist und Seele. Die äußerst angenehme und effektive Aromamassage wirkt sanft, tiefgreifend und vielfältig. Die Massage entspannt die Muskulatur, regt die Durchblutung an, verstärkt den Lymphfluss und damit die Entgiftung, wirkt entspannend auf das Nervensystem und stärkend auf das Immunsystem. Durch die spezifisch ruhige und sanfte Massagetechnik wird zudem eine Tiefenentspannung erreicht, die das Wohlbefinden fördert und die Selbstheilungskräfte aktiviert. Während der Massage gelangen die ätherischen Öle besonders rasch ins Gewebe, in den Blutkreislauf und zu den Organen. Die Auswahl der eingesetzten Öle richtet sich nach dem gewünschten Effekt, wie z. B. entspannend und stressreduzierend oder auch durchblutungsfördernd und anregend.
Dosierung: bei Ganzkörpermassagen 1–max. 2 % ätherisches Öl im Basisöl; bei Teilmassagen 2–3 % ätherisches Öl im Basisöl

Aromabad

Beim aromatischen Bad gelangen die ätherischen Öle mithilfe des warmen Wassers besonders schnell und effektiv über Nase und Haut in den Körper. Die Wasser-

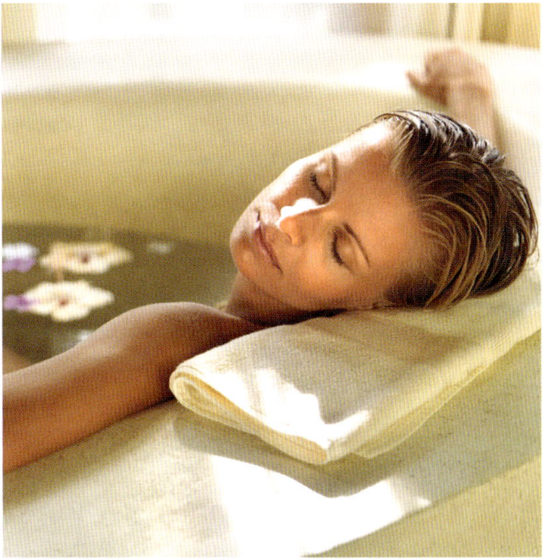

Ein Aromabad entspannt Körper und Seele.

temperatur sollte bei ca. 36–38 Grad Celsius liegen. Als Dispersionsmittel eignen sich Sahne, Flüssigseife, Meersalz, Alkohol oder Emulgatoren auf der Basis von Lecithin. Die ätherischen Öle werden zunächst im Emulgator gemischt und dann in der gefüllten Wanne verteilt. Die Badedauer sollte ca. 10–20 Minuten nicht übersteigen. Es ist empfehlenswert, sich nach dem Bad in ein großes Badetuch zu wickeln und nachzuruhen. Die Reize werden beim Aromabad eher schwach bis mittel angesetzt, daher wird eine niedrige Dosierung verwendet. Als anregende Badezusätze dienen z. B. Eukalyptus und Rosmarin, als entspannende Badezusätze beispielsweise Lavendel und Ylang-Ylang.

Dosierung Vollbad: 5–10 Tropfen ätherisches Öl; bei stark durchblutungsfördernden Ölen wie Zitrusölen sind 3–5 Tropfen ausreichend.

Dosierung Teilbad: 4–5 Tropfen ätherisches Öl

Richtige Dosierung bei den Mischungen

Sicher dosieren

Ätherische Öle haben unverdünnt, je nach Sorte, einen mehr oder weniger stark ausgeprägten hautreizenden Effekt. Die Anwendung ätherischer Öle auf der Haut erfordert daher eine sichere Dosierung. Diese richtet sich nach der Duftintensität und der Wirkung des jeweiligen ätherischen Öles sowie nach der Sensibilität der Haut. Die hier angegebenen Verdünnungen sind als Richtwerte für hautfreundliche ätherische Öle zu betrachten. Es gibt einige wenige Ausnahmen, die geringer dosiert werden sollten (z. B. Thymian Thymol). Da oft kleine Mengen einer Mischung hergestellt werden, ist es manchmal erforderlich, mit Tropfen zu arbeiten. Je nach Viskosität entspricht 1 ml ätherisches Öl ca. 20–25 Tropfen.

Produkt	Prozent ätherisches Öl	ml ätherisches Öl auf 100 ml Basisöl	Tropfen auf 100 ml Basisöl
Körperöl	0,5–1 %	0,5–1 ml	10–20
Gesichtsöl	0,3–0,5 %	0,3–0,5 ml	5–10
Einreibung	1–3 %	1–3 ml	20–60
Wickel	2–5 %	2–5 ml	40–100
Massageöl	1–2 %	1–2 ml	20–40

Optimal mischen

Um eine angenehm duftende Wohlfühlmischung für Körper- und Massageöle, Badezusätze, Parfüms oder Raumdüfte zu erhalten, achten Sie bitte bei der Zusammenstellung der ätherischen Öle auf eine ausgewogene Mischung von erfrischenden Kopf-, entspannenden Herz- und holzigen Basisnoten. Die Begriffe Kopf-, Herz- und Basisnote sind aus der Parfümerie entlehnt und geben in der Aromatherapie einen zusätzlichen Hinweis auf die Wirkrichtung der ätherischen Öle. Bei einem Parfüm vermittelt die frische Kopfnote einen ersten flüchtigen Eindruck, etwas langsamer entfaltet sich die blumig-süße Herznote und zuletzt erscheint die holzig-erdige Basisnote. Der Duft der Basisnote ist am stabilsten und verbleibt am längsten auf der Haut. In einer Mischung wirken die Basisnoten als Fixativ, das bedeutet, sie binden die leicht flüchtigen Kopfnoten.

Kopfnoten haben einen leichten, frischen, spritzigen Duft und werden vor allem aus Fruchtschalenölen wie Zitrone, Limette, Bergamotte, Mandarine und Grapefruit gewonnen. Sie wirken besonders auf den Kopfbereich mit den Sinnesorganen, steigern Konzentration und Wahrnehmung und haben einen stimmungsaufhellenden Effekt. Feine Blütendüfte, z. B. Rose, Jasmin und Neroli, werden zu den Herznoten gezählt. Sie beeinflussen besonders den Gefühlsbereich und wirken emotional lösend, öffnend, entspannend und stimmungsaufhellend. Manche Blütendüfte, wie beispielsweise Ylang-Ylang, zeichnen sich durch ihren besonders sinnlichen Charakter aus. Als Basisnoten werden Holz- und Wurzelöle, wie Sandelholz und Angelikawurzel, sowie die Harze von z. B. Weihrauch eingestuft. Für eine gelungene Duftmischung werden Kopf-, Herz- und Basisnoten in einem Verhältnis von 2 : 1 : 1 zusammengestellt.

Ätherische Öle von A bis Z

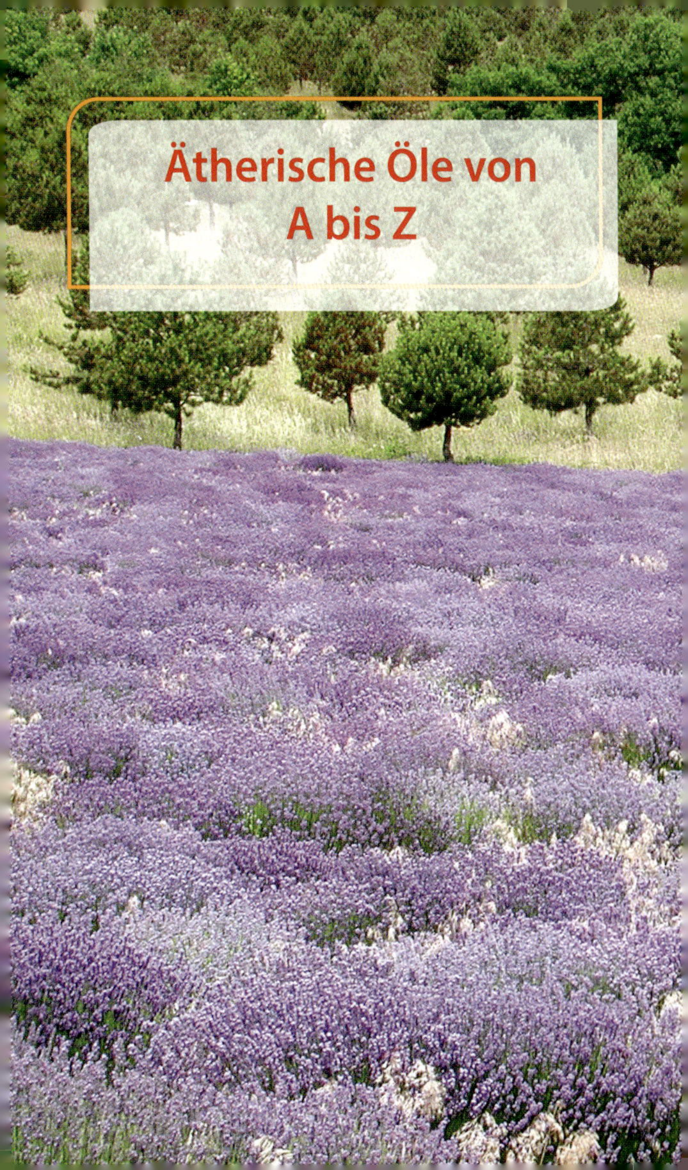

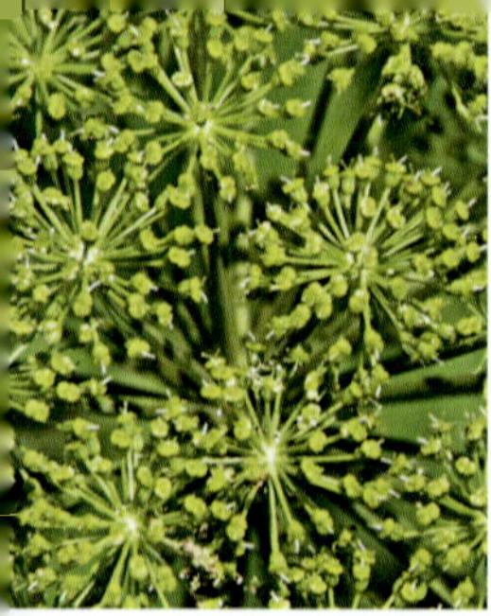

Angelikawurzel

Angelica archangelica, Angelica officinalis

Weitere Namen Engelwurz, Erzengelwurz

Pflanzenfamilie Doldenblütengewächse (Apiaceae)
Herkunft Hauptanbaugebiete für Angelikawurzelöl sind Frankreich, Ungarn und Deutschland.
Gewinnung Wasserdampfdestillation der Wurzeln
Duftrichtung erdig-würzig, leicht pfeffrig
Duftnote Basisnote
Affirmation Mutig und kraftvoll meistere ich die Herausforderungen des Lebens.
Wichtige Inhaltsstoffe Alpha- und Beta-Pinen, Limonen

Wirkung auf Körper und Seele

Seelisch-geistig: beruhigend, stärkend, erdend
Körperlich: entzündungshemmend, desinfizierend, durchblutungsfördernd, lymphflussanregend, immunstärkend, verdauungsanregend, krampflösend, schleimlösend, schmerzlindernd

Bewährte Rezepturen

Angelika ist ein bewährtes Aufbaumittel in der Genesungsphase nach schweren Erkrankungen.

Ein abendliches Fußbad mit Angelikawurzelöl ist ideal bei körperlicher und seelischer Anspannung. Es schenkt wieder frischen Mut, neue Energie und Lebensfreude.
Stärkendes Fußbad: 3 Tropfen Angelikawurzel, 3 Tropfen Mandarine und 2 Tropfen Rosengeranium in 3 Esslöffel Sahne mischen und im warmen Wasser verteilen

Verträglichkeit / Sicherheit

Angelikawurzelöl erhöht die Lichtempfindlichkeit der Haut sehr stark. Vorsicht mit Sonnenbädern nach Anwendung der Essenz in Hautpflegeprodukten.

Besonderheiten

Der Extrakt der Angelikawurzel hat eine lange Tradition in der Pflanzenheilkunde und wurde in der Klostermedizin bei Magenverstimmungen eingesetzt.

Anwendungsmöglichkeiten

- Nervosität und Stress
- Ängstlichkeit
- mangelndes Selbstvertrauen
- Erschöpfung
- Schlafstörungen
- Blähungen
- Reiseübelkeit
- Appetitlosigkeit
- Magenschwäche
- nervöse Magenbeschwerden
- Immunschwäche
- Bronchitis
- rheumatische Beschwerden

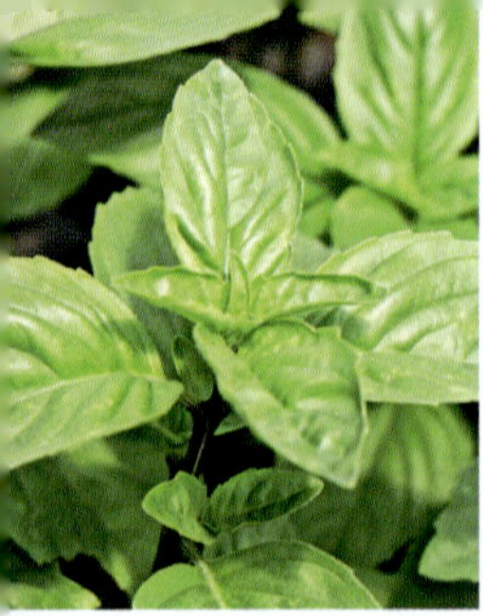

Basilikum (Linalool)

Ocimum basilicum

Weitere Namen Basilikum Typ Linalool, Europäisches Basilikum, Königskraut

Pflanzenfamilie Lippenblütengewächse (Lamiaceae)
Herkunft Beste Qualitäten von Basilikumöl kommen aus Ägypten, Frankreich, Italien und Spanien.
Gewinnung Destillation des blühenden Krautes
Duftrichtung würzig, frisch mit grüner Note
Duftnote Kopfnote
Affirmation Ich konzentriere mich auf das Wesentliche. Ich bin ruhig und entspannt.
Wichtige Inhaltsstoffe Linalool, Eugenol, Estragol

Wirkung auf Körper und Seele

Seelisch-geistig: beruhigend, nervenstärkend, stimmungsaufhellend
Körperlich: verdauungsfördernd, appetitanregend, krampflösend, hautpflegend, schmerzlindernd, entzündungshemmend, antibakteriell, antiviral

Bewährte Rezepturen

Basilikum stärkt das Nervensystem und regt auf sanfte Art und Weise die Gedächtnisleistung an.

Konzentrationsmischung: 3 Tropfen Basilikum, 3 Tropfen Zitrone und 2 Tropfen Litsea cubeba

Bei Bauchschmerzen, die durch Stress hervorgerufen werden, wirkt Basilikum lösend und entkrampfend.

Beruhigendes Bauchöl: 5 Tropfen Basilikum Linalool, 2 Tropfen Majoran und 3 Tropfen Mandarine in 50 ml warmem Sesamöl mischen und sanft einreiben

Verträglichkeit / Sicherheit

In normaler Dosierung ist Basilikum gut verträglich. In der Schwangerschaft, je nach Inhaltsstoffen, vorsichtig einsetzen (nicht bei hohem Estragolgehalt).

Besonderheiten

Es gibt viele verschiedene Basilikumarten. In der Aromatherapie wird meist das Basilikum Linalool eingesetzt. Diese milde Sorte enthält in der Regel sehr wenig Estragol.

Anwendungsmöglichkeiten

- nervöse Erschöpfung
- Ängstlichkeit
- Konzentrationsschwäche
- Schlafstörungen
- depressive Verstimmungen
- Blähungen
- Verdauungsstörungen
- Magenkrämpfe
- Menstruationsbeschwerden
- Muskelverspannungen
- Insektenstiche
- Husten
- Schnupfen

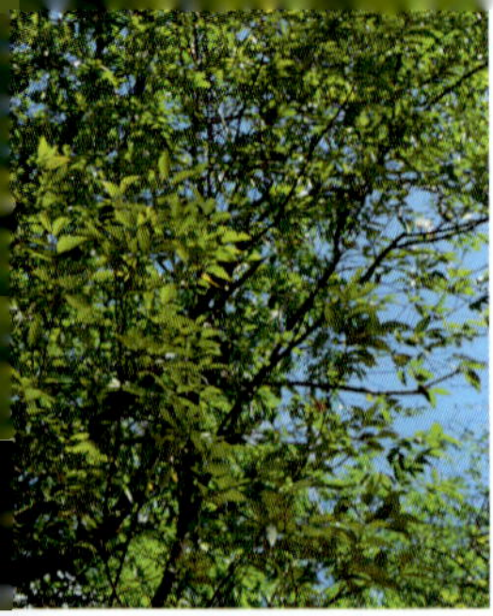

Benzoe

Styrax tonkinensis, Styrax benzoin

Weitere Namen Benzoe siam

Pflanzenfamilie Styraxbaumgewächse (Styraceae)
Herkunft Benzoeharz stammt aus Laos, Indien, Indonesien, Thailand, Kambodscha und Vietnam.
Gewinnung Extraktion des Harzes
Duftrichtung süß, weich, warm, balsamisch
Duftnote Basisnote
Affirmation Ich bin behütet und beschützt.
Wichtige Inhaltsstoffe Benzylbenzoat, Benzoesäure, Vanillin

Wirkung auf Körper und Seele

Seelisch-geistig: entspannend, beruhigend, angstlösend, einhüllend, stimmungsaufhellend
Körperlich: entzündungshemmend, wundheilend, hautregenerierend, krampflösend, auswurffördernd, schweißhemmend, antibakteriell, antimykotisch

Bewährte Rezepturen

Der feine Duft von Benzoe vermittelt Geborgenheit und Wärme, er wirkt schützend auf sensible Menschen.

Raumduft zum Wohlfühlen: 3 Tropfen Benzoe siam, 4 Tropfen Bergamotte und 2 Tropfen Rosengeranium

Vor allem Kinder lieben das folgende Öl bei Schulstress, Sorgen, Kümmernissen und für einen ruhigen Schlaf:

Massageöl für unruhige Kinder: 4 Tropfen Benzoe, 3 Tropfen Lavendel und 4 Tropfen Mandarine in 100 ml Aprikosenkernöl mischen; mit diesem Öl sanft die Fußsohlen und den Bauch im Uhrzeigersinn einmassieren

Verträglichkeit / Sicherheit

Benzoeöl ist normalerweise gut verträglich.

Besonderheiten

Benzoe ist meist in 50–60%iger Verdünnung erhältlich.

Anwendungsmöglichkeiten

- Nervosität und Stress
- Ängstlichkeit
- Einsamkeit
- Kummer
- Reizbarkeit
- depressive Verstimmungen
- Hautpflege allgemein
- trockene Haut
- entzündliche Hauterscheinungen
- vorbeugend gegen Wundliegen
- Akne
- Narbenpflege
- Mangeldurchblutung
- starkes Schwitzen
- Pilzerkrankungen der Haut
- Basisnote in Wohlfühlmischungen

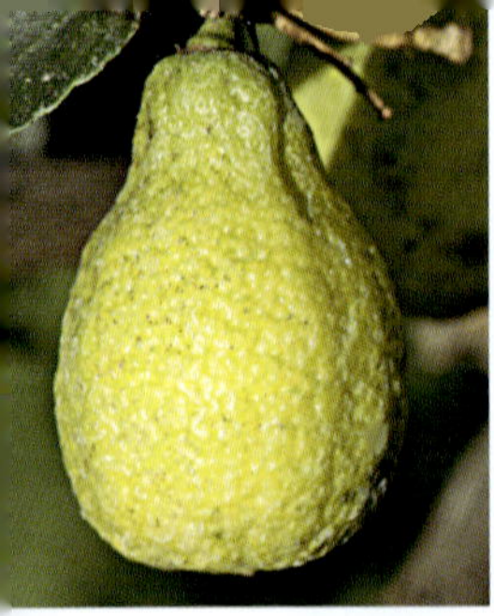

Bergamotte

Citrus aurantium var bergamia

Pflanzenfamilie Rautengewächse (Rutaceae)
Herkunft Klassische Anbaugebiete liegen im Süden Italiens, vor allem in Kalabrien und Sizilien.
Gewinnung Kaltpressung der Schalen
Duftrichtung fruchtig-zitronig, leicht blumig
Duftnote Kopfnote
Affirmation Das Licht der Sonne durchflutet mich. Freudig und entspannt genieße ich den Moment.
Wichtige Inhaltsstoffe Limonen, Linalylacetat, Linalool

Wirkung auf Körper und Seele

Seelisch-geistig: psychisch ausgleichend, stimmungsaufhellend, angstlösend
Körperlich: hautregenerierend, entzündungshemmend, wundheilend, antibakteriell, immunstimulierend, fiebersenkend, verdauungsfördernd

Bewährte Rezepturen

Bergamotte ist ein besonders sympathischer Zitrusduft und dient in Mischungen als ausgewogene Kopfnote.

Raumduft »Gute Laune«: 5 Tropfen Bergamotte, 2 Tropfen Geranium und 2 Tropfen Benzoe siam

Hautpflegeöl »Sonnenschein«: 50 ml Johanniskrautöl, 4 Tropfen Bergamotte, 2 Tropfen Grapefruit und 3 Tropfen Palmarosa

Verträglichkeit / Sicherheit

Bergamotte erhöht die Lichtempfindlichkeit der Haut ab einer Dosierung von 0,4 %, daher nicht in kosmetischen Produkten vor dem Sonnenbad anwenden. Eine Alternative sind sogenannte furocoumarinarme Öle.

Besonderheiten

Prof. Paolo Rovesti erforschte die positive Wirkung von Bergamotte bei Angst, Depression und Hysterie und stellte dabei eine angstlösende und nervenentspannende Wirkung fest.

Anwendungsmöglichkeiten

- Nervosität
- Unruhe und Stress
- depressive Verstimmungen
- Winterdepression
- Konzentrationsschwierigkeiten
- Appetitlosigkeit
- Akne
- Narbenpflege
- Infektionen der Harnwege

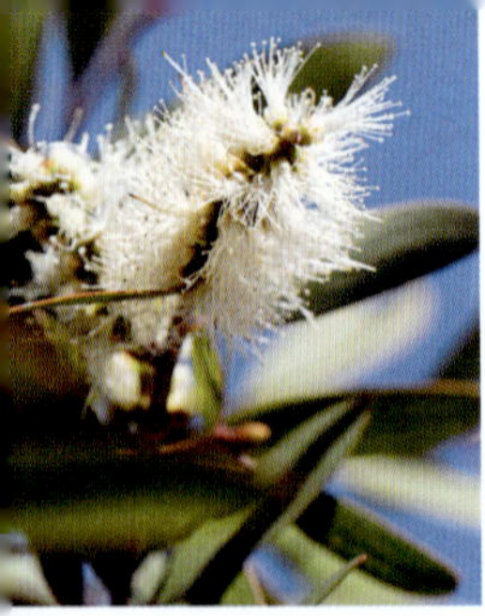

Cajeput

Melaleuca cajuputi, Melaleuca leucadendra

Weitere Namen In Malaysia: »Kayu Putih«

Pflanzenfamilie Myrtengewächse (Myrtaceae)
Herkunft Indonesien, Vietnam, Malaysia, Australien
Gewinnung Destillation der Blätter und Knospen
Duftrichtung mild, frisch, eukalyptusartig
Duftnote Kopfnote
Affirmation Ich bin voller Lebensenergie, Lebensfreude und Gesundheit.
Wichtige Inhaltsstoffe 1,8-Cineol, Beta-Pinen

Wirkung auf Körper und Seele

Seelisch-geistig: vitalisierend, konzentrationsstärkend, nervenstärkend
Körperlich: durchblutungsfördernd, abwehrsteigernd, entzündungshemmend, fiebersenkend, schmerzlindernd, stark antiviral, antibakteriell, schleimlösend, auswurffördernd

Bewährte Rezepturen

Cajeput ist eines der beliebtesten Mittel in der Aromatherapie bei Erkältungskrankheiten aller Art.

Erste Hilfe bei aufkommender Erkältung: 3 Tropfen Cajeput auf ein Kosmetiktuch geben, vertieft einatmen, abends vor dem Einschlafen neben das Kopfkissen legen
Raumduft für Schnupfennasen: 5 Tropfen Cajeput, 3 Tropfen Weißtanne und 3 Tropfen Limette in die elektrische Duftlampe geben und diese abends in der Nähe des Bettes platzieren

Verträglichkeit / Sicherheit

Bei richtiger Dosierung ist Cajeput ein gut verträgliches Öl und wird gerne bei Kindern eingesetzt. Nicht für Schwangere und Babys geeignet.

Besonderheiten

Cajeput hat in der asiatischen Heilkunde eine lange Tradition als antientzündliches Mittel. In der Aromapflege wird es aufgrund der guten Verträglichkeit häufig anstelle von Eukalyptus globulus eingesetzt.

Anwendungsmöglichkeiten

- Konzentrationsschwäche
- Verwirrtheit
- Muskelschmerzen
- rheumatische Beschwerden
- Gelenkentzündungen
- Nervenentzündungen
- Spannungskopfschmerz
- Husten
- Schnupfen
- Bronchitis
- Sinusitis
- Herpesinfektionen

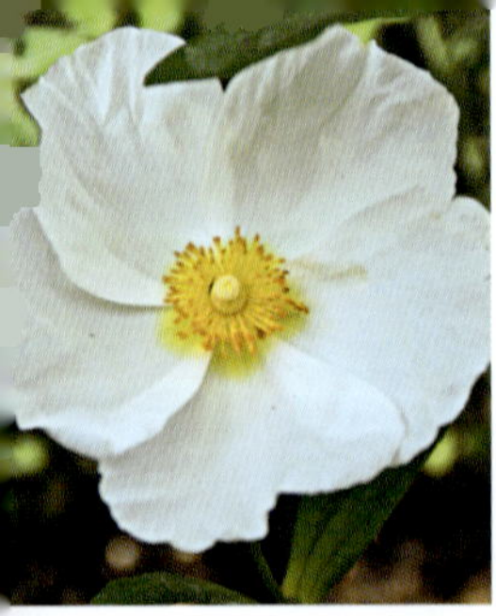

Cistrose

Cistus ladaniferus

Weitere Namen Zistrose, Cistus, Labdanum

Pflanzenfamilie Cistrosengewächse (Cistaceae)
Herkunft Spanien, Portugal, Frankreich, Türkei
Gewinnung Destillation der Blätter und Zweige
Duftrichtung würzig, harzig, balsamisch, mild
Duftnote Herznote / Basisnote
Affirmation Ich schenke mir den Schutz und die Zeit, die ich für meine Entwicklung brauche.
Wichtige Inhaltsstoffe Alpha-Pinen, Bornylacetat, Borneol

Wirkung auf Körper und Seele

Seelisch-geistig: entspannend, harmonisierend, stimmungsaufhellend, stabilisierend
Körperlich: entzündungshemmend, hautregenerierend, durchblutungsfördernd, wundheilend, blutstillend, krampflösend, immunstärkend, antibakteriell, antiviral

Bewährte Rezepturen

Cistrosenöl ist eine Wohltat bei seelischen Verletzungen und unterstützt die Heilung körperlicher Wunden.

Hautberuhigende Lotion zur Linderung bei Neurodermitis und anderen entzündlichen Hauterkrankungen: 6 Tropfen Cistrose, 5 Tropfen Lavendel fein, 4 Tropfen Niaouli und 2 Tropfen Vetiver in 100 ml neutrale, feuchtigkeitsspendende Basislotion oder Aloe-Vera-Gel mischen, mehrmals täglich die entsprechenden Hautstellen leicht betupfen

Verträglichkeit / Sicherheit

Cistrosenöl ist bei normaler Dosierung gut verträglich.

Besonderheiten

Der intensive Duft der Cistrose lässt sich gut mit frischfruchtigen Kopfnoten kombinieren.

Anwendungsmöglichkeiten

- Nervosität und Unruhe
- seelische Verletzungen
- Gefühlskälte
- Juckreiz
- Pilzerkrankungen der Haut
- entzündliche Hauterkrankungen
- allergische Hauterscheinungen
- vorbeugend gegen Wundliegen
- Couperose
- Blutergüsse
- Wundpflege
- Narbenpflege
- schlecht heilende Wunden
- Bronchitis
- Entgiftung und Entschlackung

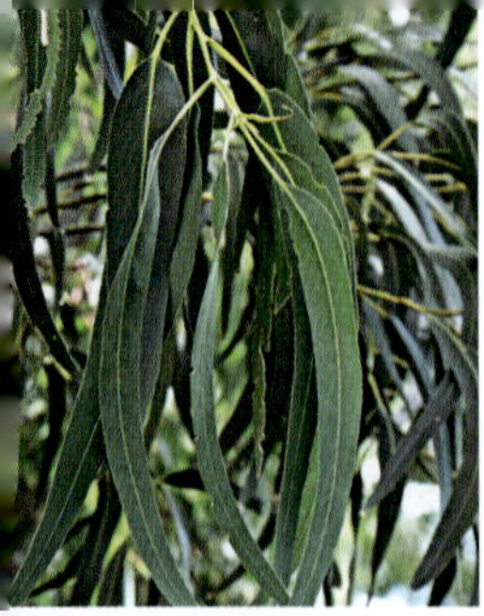

Eukalyptus globulus

Eucalyptus globulus

Weitere Namen Fieberbaum, Echter Eukalyptus

Pflanzenfamilie Myrtengewächse (Myrtaceae)
Herkunft Der Eukalyptusbaum wird vor allem in Australien, Asien und Südeuropa kultiviert.
Gewinnung Wasserdampfdestillation der Blätter
Duftrichtung frisch, spitz, kampferartig
Duftnote Kopfnote
Affirmation Ich bin gesund und stark.
Wichtige Inhaltsstoffe 1,8-Cineol, Alpha-Pinen, Pinocarvon

Wirkung auf Körper und Seele

Seelisch-geistig: belebend, konzentrationsfördernd
Körperlich: aktivierend auf die Atemwege, stark antibakteriell, antiviral, antimykotisch, schleimlösend, auswurffördernd, durchblutungsfördernd, schmerzlindernd, entzündungshemmend, fiebersenkend

Bewährte Rezepturen

Eukalyptus ist wegen seiner starken Wirkung gegen Bakterien und Viren ideal zur Reinigung der Raumluft.

Raumduft »Antiinfekt«: 5 Tropfen Eukalyptus globulus, 2 Tropfen Lemongrass und 3 Tropfen Zitrone

Beim ersten Anzeichen einer Erkältung sind Fußbäder äußerst wirkungsvoll, um den Infekt abzuwenden.

Eukalyptus-Fußbad: 3 Tropfen Eukalyptus globulus und 2 Tropfen Grapefruit mit 3 Esslöffeln Meersalz gut verschütteln und in das warme Wasser geben

Verträglichkeit / Sicherheit

Eukalyptus kann die Haut reizen, daher bei empfindlicher Haut vorsichtig dosieren. Nicht für Babys und Kleinkinder geeignet. Nicht zum Inhalieren bei spastischen Atemwegserkrankungen einsetzen.

Besonderheiten

Eukalyptus globulus ist ein bewährtes Heilmittel bei Erkrankungen der Atemwege. In der Aromatherapie wird auch die milde Sorte Eucalyptus radiata eingesetzt.

Anwendungsmöglichkeiten

- Konzentrationsschwäche
- Müdigkeit
- Mangeldurchblutung
- Husten
- Schnupfen
- Bronchitis
- Erkältung allgemein
- Nasennebenhöhlen-entzündungen
- Ohrenentzündungen
- rheumatische Beschwerden

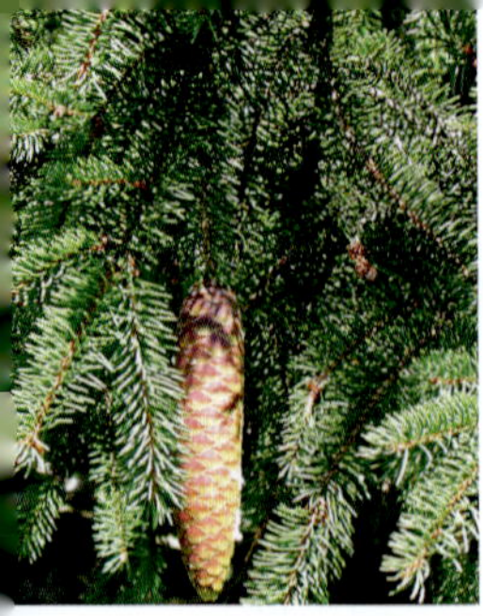

Fichtennadel

Abies sibirica

Weitere Namen Sibirische Tanne

Pflanzenfamilie Kieferngewächse (Pinaceae)
Herkunft Hauptlieferant von Fichtennadelöl ist Sibirien, seltener sind Öle aus Italien und Bulgarien.
Gewinnung Destillation der Nadeln mit Zweigen
Duftrichtung waldig, frisch, balsamisch
Duftnote Kopfnote mit Tendenz zur Herznote
Affirmation Ich atme Lebensfreude und Gesundheit ein. Ich bin gelassen und stark.
Wichtige Inhaltsstoffe Bornylacetat, Camphen, Alpha-Pinen, Beta-Pinen

Wirkung auf Körper und Seele

Seelisch-geistig: entspannend, nervenstärkend
Körperlich: entzündungshemmend, durchblutungsfördernd, krampflösend, immunstärkend, schleimlösend, auswurffördernd, antibakteriell

Bewährte Rezepturen

Der angenehm waldige Duft ist ein beliebter Saunazusatz und reinigt die Raumluft von Keimen.

Raumduft »Waldesluft«: 4 Tropfen Fichtennadel, 2 Tropfen Weißtanne und 3 Tropfen Bergamotte
Vor allem Männer mögen den angenehm waldigen Duft als entspannenden Badezusatz in Stresssituationen, bei Muskelschmerzen und zur wirksamen Vorbeugung gegen Infekte in der kalten Jahreszeit.
Fichtennadelöl-Bad: 5 Tropfen Fichtennadel und 3 Tropfen Lavendel fein in 3 Esslöffel Aprikosenkernöl gut einrühren und im warmen Wasser verteilen

Verträglichkeit / Sicherheit

Fichtennadelöl ist normalerweise gut verträglich. In hohen Dosierungen kann es die Haut reizen.

Besonderheiten

Fichtennadelöl wird traditionell eingesetzt in Gesundheitsbädern, Einreibungen und Kosmetika.

Anwendungsmöglichkeiten

- Nervosität und Stress
- Anspannung
- Abwehrschwäche
- Antriebsschwäche
- Husten
- Schnupfen
- Bronchitis
- Muskelverspannungen
- Muskelkater
- rheumatische Beschwerden
- Luftreinigung
- Saunaduft

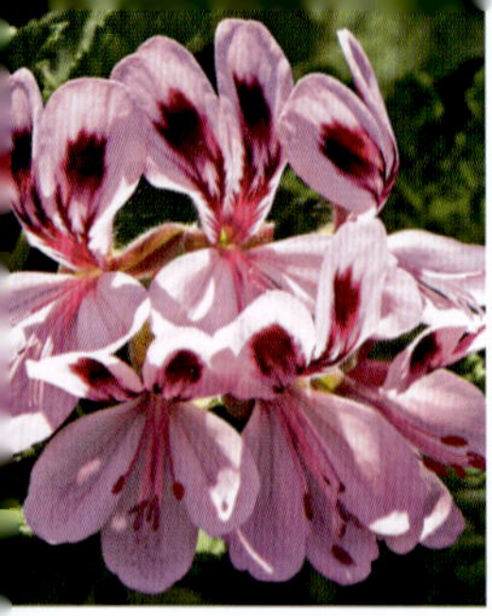

Geranium

Pelargonium graveolens

Weitere Namen Geranie, Rosengeranie, Duftgeranie

Pflanzenfamilie Storchenschnabelgewächse (Geraniaceae)
Herkunft Nordafrika, Südeuropa und Madagaskar
Gewinnung Destillation der Blätter und Blüten
Duftrichtung fein, blumig, rosenähnlich
Duftnote Herznote
Affirmation Ich entspanne mich und öffne mein Herz.
Wichtige Inhaltsstoffe Geraniol, Citronellol, Geranylacetat

Wirkung auf Körper und Seele

Seelisch-geistig: beruhigend, ausgleichend auf das Nervensystem, antidepressiv
Körperlich: adstringierend, hautpflegend, zellregenerierend, desinfizierend, venenstärkend, entschlackend, lymphflussanregend, entkrampfend, antiviral, antibakteriell, antimykotisch, insektenvertreibend

Bewährte Rezepturen

Das hautpflegende Geranium ist als Badezusatz beliebt.

Badezusatz: 5 Tropfen Geranium und 1 Tropfen Rose in 3 Esslöffeln Sahne lösen, ins Badewasser geben

Geraniumöl hat sich zur Nachbehandlung von Wunden bewährt und fördert deren narbenfreie Abheilung.

Narbenöl: 20 ml Wildrosenöl und 6 Tropfen Geranium mischen und mehrmals täglich auftragen

Verträglichkeit / Sicherheit

Geraniumöl ist normalerweise gut verträglich. Bei zu hoher Dosierung kann es sensible Haut reizen.

Besonderheiten

Die feinste Qualität ist das »Geranium bourbon«.

Anwendungsmöglichkeiten

- nervöse Anspannung
- Erschöpfung
- depressive Verstimmungen
- prämenstruelles Syndrom
- Menstruationskrämpfe
- klimakterische Beschwerden
- Hautpflege allgemein
- Narbenpflege
- Akne
- vorbeugend gegen Wundliegen
- kleine Wunden
- Mangeldurchblutung
- Fußpilz
- Entgiftung
- Cellulite
- Lymphstau
- Ödeme
- Herpesinfektionen
- Krampfadern
- Insektenabwehr

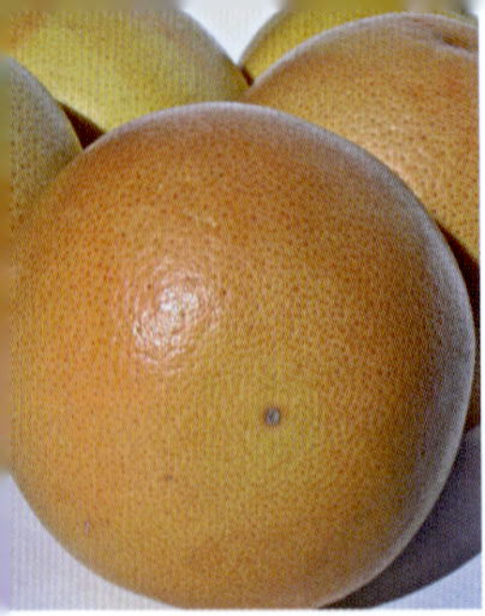

Grapefruit

Citrus paradisi

Weitere Namen Pampelmuse

Pflanzenfamilie Rautengewächse (Rutaceae)
Herkunft Südamerika, USA, Italien und Israel
Gewinnung Kaltpressung der Schalen
Duftrichtung frisch-fruchtig, mit leicht herber Note
Duftnote Kopfnote
Affirmation Lebensfreude durchströmt und beflügelt mich und erfüllt mich mit kreativer Energie.
Wichtige Inhaltsstoffe Limonen, Merkaptan

Wirkung auf Körper und Seele

Seelisch-geistig: stimmungsaufhellend, konzentrationsfördernd, belebend
Körperlich: durchblutungsfördernd, adstringierend, entschlackend, lymphflussanregend, immunstärkend, desinfizierend, reinigt die Atmosphäre von Keimen, verdauungsfördernd

Bewährte Rezepturen

Grapefruit bringt gute Laune, weckt die Lebensgeister und unterstützt das kreative Arbeiten.

Raumduft »Happy Day«: 6 Tropfen Grapefruit und 3 Tropfen Rosengeranium in die Duftlampe geben
Grapefruit bringt mit seiner stoffwechselanregenden Wirkung frischen Schwung für Morgenmuffel.
Erfrischendes Hautpflegeöl: 49 ml Aprikosenkernöl, 5 Tropfen Grapefruit, 3 Tropfen Zypresse und 2 Tropfen Rosmarin mischen, nach dem Duschen auftragen

Verträglichkeit / Sicherheit

Grapefruitöl erhöht die Lichtempfindlichkeit der Haut ab einer Dosierung von 4 % in Kosmetika. Bei einer normalen Dosierung sind keine Probleme zu erwarten.

Besonderheiten

Grapefruit ist stark psychosomatisch wirksam. Durch das Einatmen des Duftes kommt es zur Ausschüttung von Endorphinen (körpereigene Wohlfühlhormone).

Anwendungsmöglichkeiten

- Konzentrationsschwäche
- mentale Erschöpfung
- schlechte Laune
- depressive Verstimmungen
- Ängstlichkeit
- Trauer
- Stresssituationen
- Nervosität
- Raumluftdesinfektion
- Cellulite
- Akne
- unreine Haut
- Appetitlosigkeit
- Verdauungsstörungen
- Ödeme

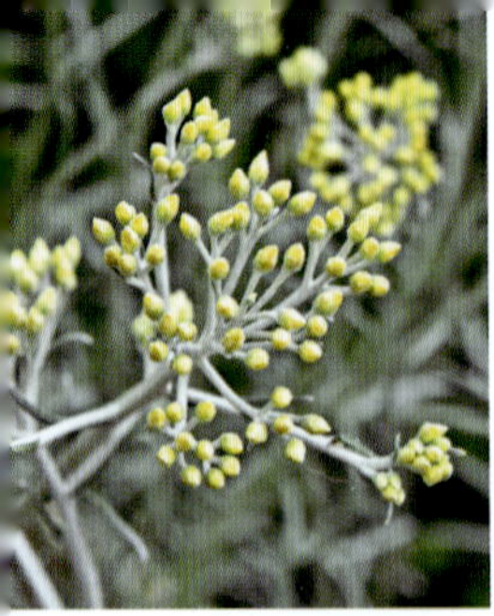

Immortelle

Helichrysum italicum

Weitere Namen Strohblume

Pflanzenfamilie Korbblütengewächse (Asteraceae)
Herkunft Hauptanbaugebiete für Immortelle sind Italien, Bosnien-Herzegowina, Frankreich und Spanien.
Gewinnung Wasserdampfdestillation der Blüten
Duftrichtung blumig, würzig, erdig, warm, heuartig
Duftnote Herznote / Basisnote
Affirmation Ich lasse los und vertraue dem Leben.
Wichtige Inhaltsstoffe Nerylacetat, Italidione, Limonen, Nerol

Wirkung auf Körper und Seele

Seelisch-geistig: entspannend, beruhigend, stärkend
Körperlich: hautregenerierend, entzündungshemmend, wundheilend, desinfizierend, lymphflussfördernd, krampflösend, schleimlösend, schmerzlindernd, stark gerinnungshemmend, antibakteriell

Bewährte Rezepturen

Immortelle ist einzigartig schmerzlindernd und regenerativ und daher ein hervorragendes Heilmittel bei Verletzungen aller Art und insbesondere zur Auflösung von Hämatomen (blaue Flecke) geeignet.

Hämatomöl zur Einreibung bei Sportverletzungen wie Prellungen, Zerrungen und Verstauchungen: 9 Tropfen Immortelle, 6 Tropfen Cistrose, 6 Tropfen Lavendel fein, 3 Tropfen Rosengeranium und 4 Tropfen Manuka in 48,5 ml Johanniskrautöl mischen; das Öl mehrmals täglich an den betroffenen Stellen einreiben

Verträglichkeit / Sicherheit

Immortellenöl ist sehr hautfreundlich und darf daher lokal auch pur auf die Haut aufgetragen werden.

Besonderheiten

Immortelle hat einen besonders intensiven Geruch.

Anwendungsmöglichkeiten

- Nervosität
- Ängstlichkeit
- depressive Verstimmungen
- seelische Verletzungen
- entzündliche Hauterscheinungen
- Narbenpflege
- Akne
- Couperose
- kleine Wunden
- Hämatome
- Verstauchungen
- Prellungen
- Venenentzündungen
- Gelenkentzündungen
- Lymphstau
- Husten
- Bronchitis
- Allergien

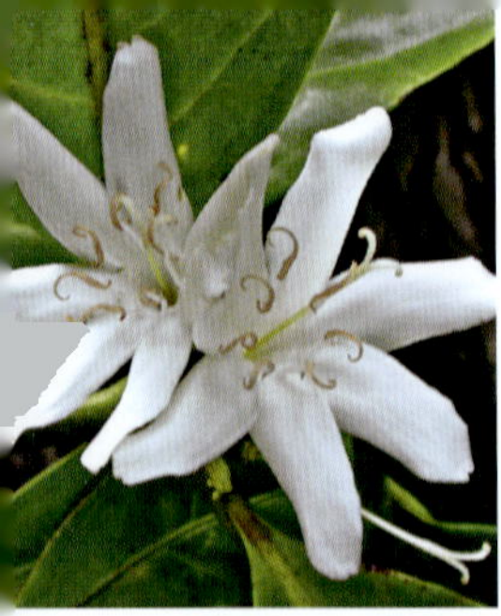

Jasmin Absolue

Jasminum grandiflorum

Weitere Namen Im Volksmund »König der Blüten«

Pflanzenfamilie Ölbaumgewächse (Oleaceae)
Herkunft Jasmin wird in Marokko, Frankreich, Ägypten, Algerien und Indien kultiviert.
Gewinnung Extraktion der Blüten
Duftrichtung intensiv blumig-süß, warm, exotisch
Duftnote Herznote
Affirmation Ich genieße das Leben in vollen Zügen.
Wichtige Inhaltsstoffe Benzylacetat, Benzylbenzoat, Linalool, Geraniol, Nerol

Wirkung auf Körper und Seele

Seelisch-geistig: entspannend, beruhigend, stimmungsaufhellend, emotional lösend
Körperlich: zellregenerierend, bindegewebsstärkend, entzündungshemmend, krampflösend, wehenanregend, aphrodisierend

Bewährte Rezepturen

Jasminöl wirkt entspannend und lösend bei emotionalen Blockaden und psychosomatischen Beschwerden.

Parfüm »Orientalische Nacht«: 4 Tropfen Jasmin Absolue, 2 Tropfen Benzoe siam, 3 Tropfen Bitterorange, 2 Tropfen Grapefruit in 10 ml Parfümalkohol geben, gut mischen und 2 Wochen reifen lassen
Der betörende Duft von Jasmin entspannt den Körper, stimmt heiter und belebt die Sinnlichkeit.
Partnermassageöl: 4 Tropfen Jasmin Absolue, 3 Tropfen Sandelholz Indien und 4 Tropfen Mandarine in 49 ml Aprikosenkernöl mischen

Verträglichkeit / Sicherheit

Wegen seiner starken Duftintensität ist Jasminöl vorsichtig zu dosieren.

Besonderheiten

Echtes Jasminöl war ein beliebter Bestandteil in Parfüms.

Anwendungsmöglichkeiten

- Nervosität
- Ängstlichkeit
- Lustlosigkeit
- Angespanntheit
- Ruhelosigkeit
- mangelndes Selbstvertrauen
- Stress
- depressive Verstimmungen
- Gefühlskälte
- Impotenz
- Hautpflege allgemein
- Menstruationskrämpfe
- prämenstruelles Syndrom
- Geburtshilfe

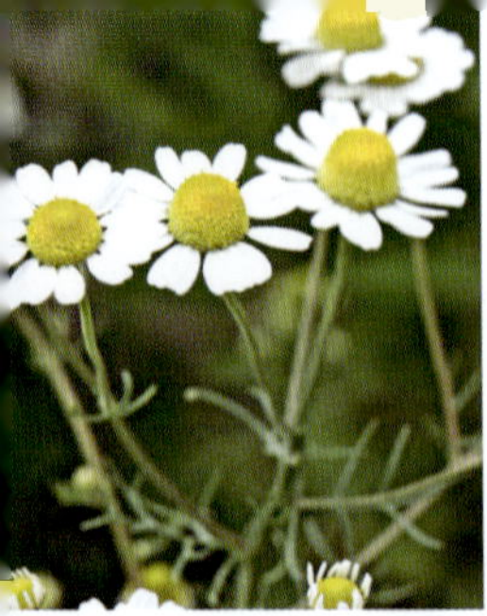

Kamille blau

Matricaria chamomilla

Weitere Namen Deutsche Kamille, Echte Kamille

Pflanzenfamilie Korbblütengewächse (Asteraceae)
Herkunft Deutschland, Bulgarien und Italien
Gewinnung Wasserdampfdestillation der Blüten
Duftrichtung blumig-würzig, krautig-süß
Duftnote Herznote
Affirmation Ruhe und Zufriedenheit erfüllen mich – ich zentriere mich in meiner eigenen Mitte.
Wichtige Inhaltsstoffe Chamazulen, Farnesen, Bisabolol, Bisabololoxid

Wirkung auf Körper und Seele

Seelisch-geistig: stark entspannend, beruhigend, ausgleichend und stärkend auf das Nervensystem
Körperlich: entzündungshemmend, wundheilungsfördernd, schmerzlindernd, krampflösend, antibakteriell, antimykotisch

Bewährte Rezepturen

Die blaue Kamille wird traditionell für Bäder, Kompressen und Waschungen eingesetzt.

Gesichtspflegeöl bei unreiner Haut und Akne: 4 Tropfen Kamille blau in 10 ml Wildrosenöl und 10 ml Jojobaöl mischen und auf die Haut auftragen
Mundspülung bei entzündetem Zahnfleisch: 8 Tropfen Kamille blau und 4 Tropfen Zitrone in 20 ml Alkohol (70%ig) lösen; davon morgens und abends 10 Tropfen in ½ Glas Wasser geben und den Mundraum spülen

Verträglichkeit / Sicherheit

Bei Überempfindlichkeit auf Korbblütler sind Hautreaktionen möglich, vor der Anwendung die Verträglichkeit testen.

Besonderheiten

Der blaue Farbstoff des Öles, das entzündungshemmende Chamazulen, entsteht bei der Destillation.

Anwendungsmöglichkeiten

- Nervosität und Stress
- Schlafstörungen
- Niedergeschlagenheit
- Hautpflege allgemein
- Akne
- entzündliche Hauterscheinungen
- Geschwüre
- Wundbehandlung
- entzündetes Zahnfleisch
- Neurodermitis
- Verdauungsstörungen
- klimakterische Beschwerden
- prämenstruelles Syndrom
- Bauchkrämpfe
- Allergien

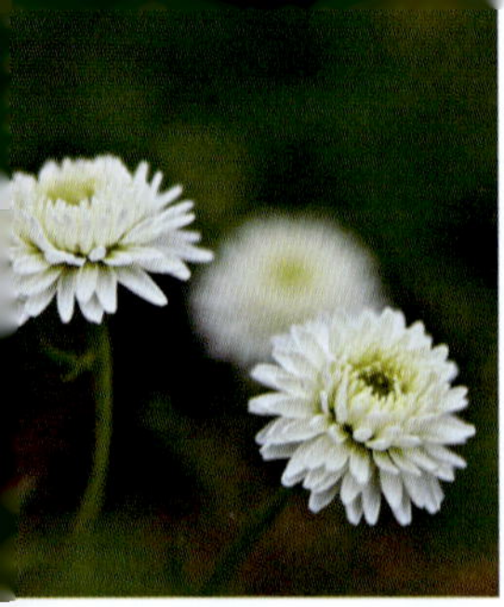

Kamille römisch

Anthemis nobilis / Chamaemelum nobile

Weitere Namen Badekamille, Englische Kamille

Pflanzenfamilie Korbblütengewächse (Asteraceae)
Herkunft Hauptanbaugebiete für römische Kamille sind Frankreich, Italien, Bulgarien, Ungarn und England.
Gewinnung Wasserdampfdestillation der Blüten
Duftrichtung blumig-würzig, mild-süß
Duftnote Herznote
Affirmation In der Ruhe liegt die Kraft.
Wichtige Inhaltsstoffe Isobutylangelat, Sabinen, Beta-Caryophyllen, Pinocarvon

Wirkung auf Körper und Seele

Seelisch-geistig: stark entspannend, beruhigend, schlaffördernd, stimmungsaufhellend
Körperlich: entzündungshemmend, verdauungsfördernd, schmerzlindernd, stark krampflösend, antibakteriell, antimykotisch

Bewährte Rezepturen

Die römische Kamille ist ein traditionelles Heilmittel zur Beruhigung von Haut und Psyche.

Raumduft zur Entspannung: 4 Tropfen Kamille römisch, 3 Tropfen Bitterorange und 2 Tropfen Vanille

Ein abendliches Fußbad besänftigt die Nerven und verhilft zu einem ruhigen Schlaf.

Beruhigendes Fußbad: 3 Tropfen Kamille römisch und 2 Tropfen Tonka mit 3 Esslöffeln Sahne vermischen

Verträglichkeit / Sicherheit

Bei Überempfindlichkeit auf Korbblütler sind allergische Reaktionen möglich, daher vor der Anwendung auf der Haut die Verträglichkeit in der Armbeuge testen.

Besonderheiten

In der Homöopathie gilt die Kamille als Gegenmittel.

Anwendungsmöglichkeiten

- Nervosität und Stress
- Reizbarkeit
- Schlafstörungen
- Ängstlichkeit
- psychovegetative Bauchschmerzen
- emotionale Traumata
- Hautpflege allgemein
- Akne
- entzündliche Hauterscheinungen
- entzündetes Zahnfleisch
- Blähungen
- Verdauungsstörungen
- klimakterische Beschwerden
- prämenstruelles Syndrom
- Bauchkrämpfe
- rheumatische Beschwerden
- Spannungskopfschmerz

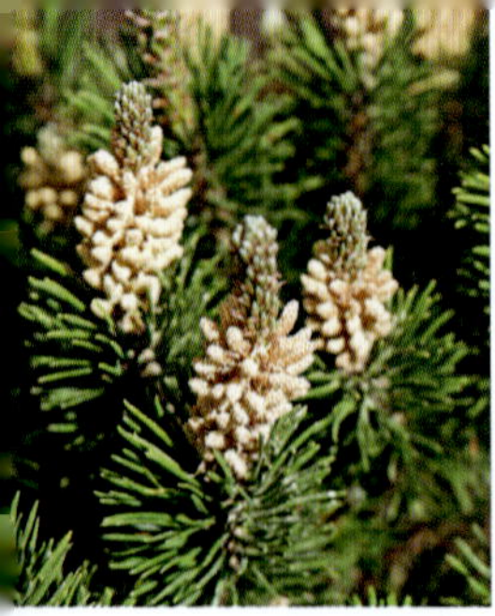

Kiefernnadel

Pinus sylvestris

Weitere Namen Waldkiefer, Föhre

Pflanzenfamilie Kieferngewächse (Pinaceae)
Herkunft Hauptanbaugebiete des Nadelbaumes liegen in Nord- und Osteuropa, den USA und Russland.
Gewinnung Wasserdampfdestillation der Nadelspitzen
Duftrichtung waldig, harzig, frisch, würzig
Duftnote Kopfnote
Affirmation Ich bin voller Lebenskraft und Gesundheit.
Wichtige Inhaltsstoffe Alpha-Pinen, Beta-Pinen, Limonen, Bornylacetat

Wirkung auf Körper und Seele

Seelisch-geistig: allgemein anregend und stärkend
Körperlich: entzündungshemmend, durchblutungsfördernd, lymphflussanregend, immunstärkend, schleimlösend, auswurffördernd, antiallergisch, antibakteriell, antimykotisch, antiviral

Bewährte Rezepturen

Kiefernnadelöl ist als Badezusatz ein altbewährtes Mittel gegen Erkältungen und Muskelschmerzen.

Stärkender Badezusatz bei drohender Erkältung: 4 Tropfen Kiefernnadelöl und 3 Tropfen Lavandin mit 4 Esslöffeln feinem Meersalz kräftig verschütteln

Brustbalsam gegen Husten: 30 g Sheabutter sanft erwärmen, in die weiche Butter 20 ml Jojobaöl, 5 Tropfen Kiefernnadelöl, 2 Tropfen Cajeput und 2 Tropfen Lavendel fein einrühren und in einen Tiegel füllen; mehrmals täglich Brust und Hals einreiben

Verträglichkeit / Sicherheit

Normalerweise ist Kiefernnadel gut verträglich.

Besonderheiten

In der Sauna ist der Duft von Kiefernnadeln besonders willkommen, da er die Atemwege anregt und reinigt.

Anwendungsmöglichkeiten

- Schwächezustände
- Erschöpfung
- Konzentrationsmangel
- Unterstützung der Genesung
- Muskelverspannungen
- Muskelkater
- rheumatische Beschwerden
- Mangeldurchblutung
- niedriger Blutdruck
- Husten
- Schnupfen
- Bronchitis
- Nasennebenhöhlenentzündungen
- Heuschnupfen
- Asthma

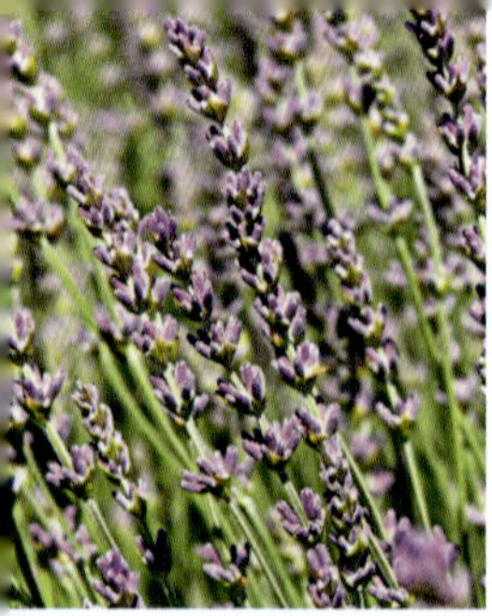

Lavandin super

Lavandula hybrida, Lavandula intermedia

Weitere Namen Lavandin superieur

Pflanzenfamilie Lippenblütengewächse (Lamiaceae)
Herkunft Lavandin wird in Frankreich, vor allem in der Provence, sowie in Bulgarien und Spanien kultiviert.
Gewinnung Destillation der Blütenstände
Duftrichtung blumig-krautig, frisch
Duftnote Kopfnote / Herznote
Affirmation Mein Geist ist offen und entspannt, meine Gedanken sind klar.
Wichtige Inhaltsstoffe Linalylacetat, Linalool, Kampfer

Wirkung auf Körper und Seele

Seelisch-geistig: entspannend, erfrischend, nervenstärkend
Körperlich: entzündungshemmend, krampflösend, schmerzlindernd, herzstärkend, kreislaufanregend

Bewährte Rezepturen

Lavandinöl bringt eine frische, klare und gleichzeitig entspannte Atmosphäre in den Raum.

Raumduft »Klarer Geist«: 5 Tropfen Lavandin super und 5 Tropfen Limette für die Duftlampe

Lavandinöl entspannt die Muskulatur und wirkt leicht schmerzlindernd. Es wird daher gerne für Einreibungen vor oder nach dem Sport eingesetzt.

Massageöl »Sportfrisch«: 50 ml Aprikosenkernöl, 5 Tropfen Lavandin super, 3 Tropfen Weißtanne und 4 Tropfen Zitrone

Verträglichkeit / Sicherheit

Lavandinöl hat bei normaler Dosierung eine gute Verträglichkeit.

Besonderheiten

Lavandin wird im großen Stil angebaut und ergibt aufgrund der Größe der Pflanze einen sehr guten Ertrag. Das Öl wird häufig in kosmetischen Produkten und Reinigungsmitteln als Ersatz für Lavendel fein verwendet.

Anwendungsmöglichkeiten

- Nervosität
- Ängstlichkeit
- Kreislaufschwäche
- Muskelverspannungen
- Krämpfe
- Juckreiz
- Verletzungen
- Insektenabwehr
- Erkältung allgemein

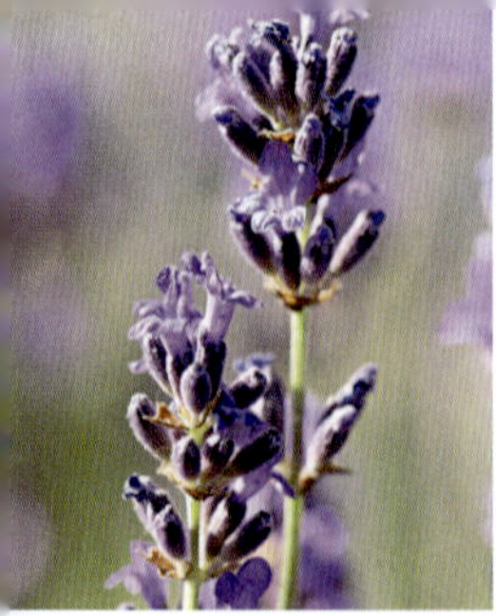

Lavendel fein

Lavandula angustifolia, Lavandula officinalis

Weitere Namen Lavendel vera, Echter Lavendel

Pflanzenfamilie Lippenblütengewächse (Lamiaceae)
Herkunft Südfrankreich ist traditionelles Anbaugebiet für Lavendel, auch Bulgarien liefert gute Qualität.
Gewinnung Wasserdampfdestillation der Blütenrispen
Duftrichtung fein, blumig, würzig bis leicht krautig
Duftnote Herznote
Affirmation Ich erlaube mir zu entspannen, lasse alle Ängste los und vertraue.
Wichtige Inhaltsstoffe Linalool, Linalylacetat

Wirkung auf Körper und Seele

Seelisch-geistig: entspannend, harmonisierend, klärend, beruhigend, nervenstärkend, angstlösend
Körperlich: entzündungshemmend, wundheilend, zellregenerierend, schmerzlindernd, krampflösend, immunstärkend, antibakteriell, antiviral, antimykotisch

Bewährte Rezepturen

Bei Stress, Nervosität und Einschlafstörungen hat sich Lavendel in Kombination mit Mandarine bewährt.

Entspannender Raumduft: 3 Tropfen Lavendel fein, 5 Tropfen Orange süß und 2 Tropfen Vanille

Eine abendliche Fußmassage entspannt, beruhigt und erleichtert das Loslassen und Einschlafen.

Beruhigendes Fußmassageöl: 4 Tropfen Lavendel fein und 2 Tropfen Mandarine mit 1 Esslöffel Mandelöl mischen und damit sanft die Fußsohlen einreiben

Verträglichkeit / Sicherheit

Lavendelöl ist sehr gut verträglich und hautfreundlich.

Besonderheiten

Durch sein breites Anwendungsspektrum gilt Lavendel als eines der wichtigsten Öle in der Aromatherapie.

Anwendungsmöglichkeiten

- Nervosität und Stress
- Ängstlichkeit
- Schlafstörungen
- Verwirrtheit
- depressive Verstimmungen
- Juckreiz
- kleine Verbrennungen
- Insektenstiche
- Sonnenbrand
- Hauterkrankungen
- Wundpflege
- Narbenpflege
- Entgiftung und Entschlackung
- Muskelverspannungen
- rheumatische Beschwerden
- prämenstruelles Syndrom
- Spannungskopfschmerz
- Bauchkrämpfe

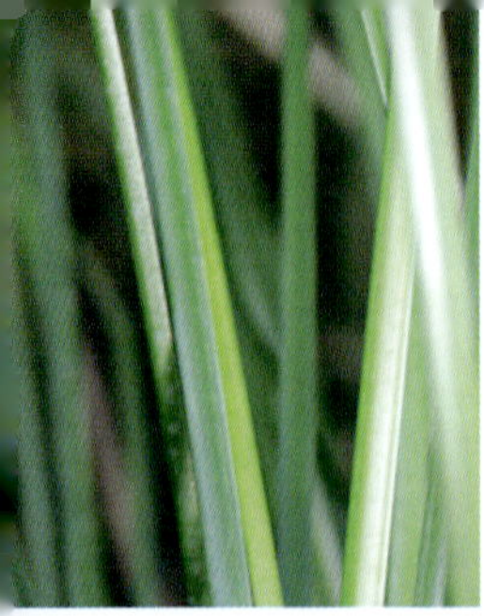

Lemongrass

Cymbopogon citratus, C. flexuosus

Weitere Namen Indisches Zitronengras

Pflanzenfamilie Süßgräser (Poaceae)
Herkunft Lemongrass wird in Indien, Nepal, Buthan, Madagaskar, Mittel- und Südamerika kultiviert.
Gewinnung Wasserdampfdestillation des Grases
Duftrichtung intensiv, zitronig-grasig
Duftnote Kopfnote
Affirmation Mein Geist ist klar und konzentriert.
Wichtige Inhaltsstoffe Geranial, Neral, Citronellal, Limonen

Wirkung auf Körper und Seele

Seelisch-geistig: mental anregend, aktivierend, konzentrationsfördernd, stimmungsaufhellend
Körperlich: adstringierend, entzündungshemmend, immunstärkend, wundheilend, stark antibakteriell, antiviral, insektenabweisend

Bewährte Rezepturen

Lemongrass hat sich bestens bewährt zur Reinigung der Raumluft von Keimen wie z. B. in Erkältungszeiten.

Raumduft »Gesunde Luft«: 4 Tropfen Lemongrass, 2 Tropfen Myrte, 2 Tropfen Eukalyptus und 1 Tropfen Pfefferminze in die Duftlampe geben

Ein erfrischendes und belebendes Duscherlebnis am Morgen erhalten Sie mit wenigen Tropfen Lemongrass als Zusatz in der Waschlotion.

Duschgel »Lemon Fresh«: 200 ml Duschgel parfümfrei mit 5 Tropfen Lemongrass gut verschütteln

Verträglichkeit / Sicherheit

Bei empfindlicher Haut sind Reizungen möglich, daher in kosmetischen Produkten vorsichtig dosieren.

Besonderheiten

Lemongrass ist sehr duftintensiv und ein beliebter Naturduft in Kosmetika und Waschmitteln.

Anwendungsmöglichkeiten

- nervöse Erschöpfung
- Stress
- Schlafstörungen
- Konzentrationsstörungen
- depressive Verstimmungen
- Raumluftdesinfektion
- Cellulite
- Mangeldurchblutung
- unreine Haut
- Erkältung allgemein
- bakterielle Infektionen
- Insektenabwehr
- gegen Flöhe
- Ameisenabwehr im Haus

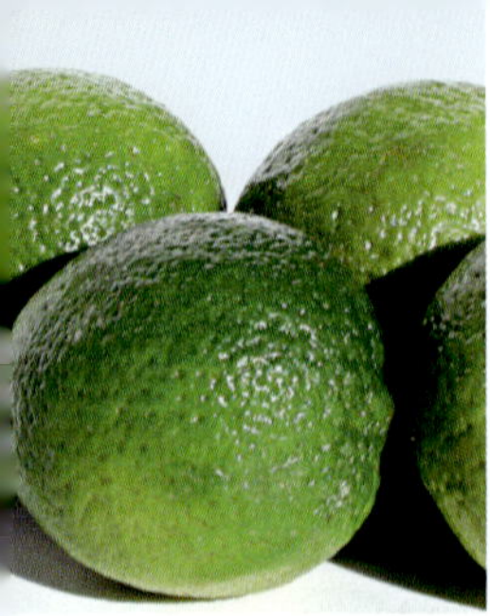

Limette

Citrus aurantifolia

Weitere Namen Limone

Pflanzenfamilie Rautengewächse (Rutaceae)
Herkunft Die Limette wird im Mittelmeerraum, in Mittel- und Südamerika sowie in Westindien angebaut.
Gewinnung Kaltpressung der Schalen
Duftrichtung frisch-fruchtig, spritzig-hell
Duftnote Kopfnote
Affirmation Mein Geist ist hell und klar. Ich fühle mich lebendig und voller Lebensenergie.
Wichtige Inhaltsstoffe Limonen, Geranial, Neral

Wirkung auf Körper und Seele

Seelisch-geistig: konzentrationsfördernd, belebend, stimmungsaufhellend, reinigt die Raumluft
Körperlich: sanft durchblutungsfördernd, adstringierend, entzündungshemmend, entschlackend, krampflösend, verdauungsfördernd

Bewährte Rezepturen

Limettenöl bringt an heißen Sommertagen eine Impression von Leichtigkeit und Frische.

Raumduft »Morgensonne«: 6 Tropfen Limette und 2 Tropfen Minze in die Duftlampe geben

Für den schnellen »Frischekick« mischen Sie sich ein belebendes Raumspray und geben davon 2–3 Sprühstöße mehrmals täglich in die Luft.

Belebendes Raumspray: 48 ml Alkohol (70%ig), 20 Tropfen Limette, 10 Tropfen Litsea cubeba und 5 Tropfen Zitronellgras

Verträglichkeit / Sicherheit

Limettenöl kann die empfindliche Haut reizen. Zudem erhöht es die Lichtempfindlichkeit der Haut bereits ab einer Dosierung von 0,7 %. Nach Anwendung in Hautpflegemitteln sollte daher direkte Sonnenbestrahlung vermieden werden.

Anwendungsmöglichkeiten

- Konzentrationsschwäche
- mentale Erschöpfung
- Stress
- Nervosität
- Ängstlichkeit
- depressive Verstimmungen
- Stresssituationen
- Raumluftdesinfektion
- Cellulite
- Akne
- Appetitlosigkeit
- Verdauungsstörungen

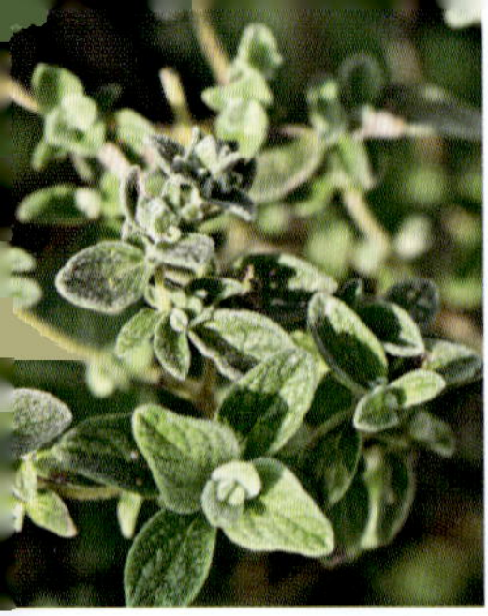

Majoran süß

Origanum majorana

Weitere Namen Süßer Majoran, Wurstkraut

Pflanzenfamilie Lippenblütengewächse (Lamiaceae)
Herkunft Majoran wird heute vor allem in Ägypten, Nordafrika und den Mittelmeerländern angebaut.
Gewinnung Destillation des blühenden Krautes
Duftrichtung würzig, krautig, warm, intensiv
Duftnote Kopfnote / Herznote
Affirmation Gelassen und stark ruhe ich in meiner eigenen Mitte.
Wichtige Inhaltsstoffe Terpinen-4-ol, Gamma-Terpinen, Alpha-Terpinen, Sabinen

Wirkung auf Körper und Seele

Seelisch-geistig: entspannend, beruhigend, angstlösend
Körperlich: entzündungshemmend, wundheilend, desinfizierend, stark krampflösend, schmerzlindernd, blutdrucksenkend, gefäßerweiternd, antibakteriell

Bewährte Rezepturen

Majoranöl wird in der Aromapflege als effektives Mittel gegen Schmerzen und Krämpfe sehr geschätzt.

Schmerzöl: 18 Tropfen Majoran, 15 Tropfen Eucalyptus citriodora, 15 Tropfen Lavendel fein und 4 Tropfen Pfefferminze in 47 ml Johanniskrautöl (Rotöl) mischen; diese Mischung wirkt entspannend und hat sich bei akuten und chronischen Muskel- und Gelenkschmerzen sowie Muskelkater bewährt. Das Öl wird mehrmals täglich auf die entsprechenden Flächen aufgetragen und sanft einmassiert.

Verträglichkeit / Sicherheit

Majoran ist bei normaler Dosierung gut verträglich. Vorsicht bei der Anwendung in der Schwangerschaft.

Besonderheiten

Beim sogenannten Spanischen Majoran handelt es sich botanisch um Thymus mastichiana, eine Thymianart.

Anwendungsmöglichkeiten

- Nervosität und Unruhe
- Ängstlichkeit
- Überaktivität
- Erschöpfung
- Schlafstörungen
- rheumatische Beschwerden
- Muskelverspannungen
- Nervenschmerzen
- Gelenkschmerzen
- Spannungskopfschmerz
- Bauchkrämpfe
- prämenstruelles Syndrom
- Bluthochdruck
- vegetative Herzbeschwerden
- Erkältung allgemein

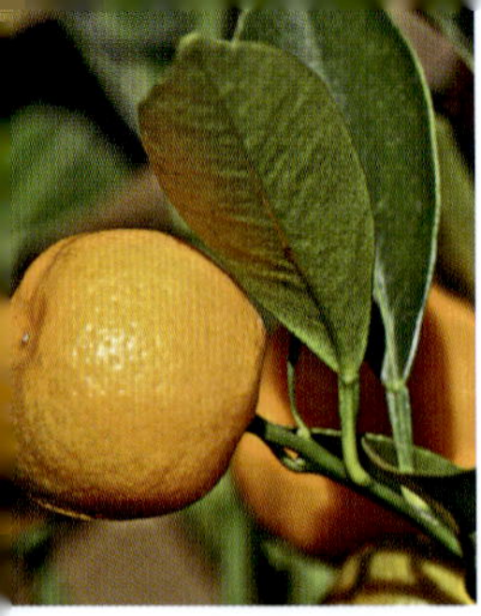

Mandarine rot

Citrus reticulata / Citrus nobilis

Weitere Namen Mandarine grün

Pflanzenfamilie Rautengewächse (Rutaceae)
Herkunft China, Italien, Spanien, Brasilien, USA
Gewinnung Kaltpressung der Schalen
Duftrichtung fruchtig-frisch, mild-süß
Duftnote Kopfnote
Affirmation Fröhlich und entspannt genieße ich diesen wundervollen Moment.
Wichtige Inhaltsstoffe Limonen, Gamma-Terpinen, Linalool, Methylanthranilat

Wirkung auf Körper und Seele

Seelisch-geistig: stark beruhigend, angstlösend, stimmungsaufhellend, harmonisierend
Körperlich: krampflösend, verdauungsfördernd, blähungswidrig, desinfizierend, antibakteriell, immunstärkend, durchblutungsfördernd, entschlackend

Bewährte Rezepturen

Mandarinenduft ist besonders beliebt bei Kindern, er vermittelt Geborgenheit und gilt als »Seelentröster«.

Zur Beruhigung bei vielen kleinen Ängstlichkeiten und Kummer ist die folgende Mischung hilfreich:

Raumduft »Kindertraum« zum Einschlafen: 5 Tropfen Mandarine rot, 3 Tropfen Vanille und 1 Tropfen Benzoe siam in die Duftlampe geben

Bei krampfartigen Bauchschmerzen und seelischem Bauchweh wirkt dieses Öl entspannend und lösend:

Entspannendes Bauchöl für Kinder: 1–2 Tropfen Mandarine rot mit 1 Esslöffel Mandelöl mischen und damit sanft den Bauch im Uhrzeigersinn einreiben

Verträglichkeit / Sicherheit

Bei normaler Dosierung ist Mandarine gut verträglich. Im heißen Badewasser bei sensibler Haut eher vorsichtig dosieren.

Besonderheiten

Das leicht herb duftende Mandarinenöl grün wird aus unreifen Früchten gewonnen.

Anwendungsmöglichkeiten

- nervöse Unruhe
- Reizbarkeit
- Schlafstörungen
- Ängstlichkeit
- depressive Verstimmungen
- Blähungen
- Verdauungsstörungen
- Bauchkrämpfe
- Cellulite
- Erkältung allgemein

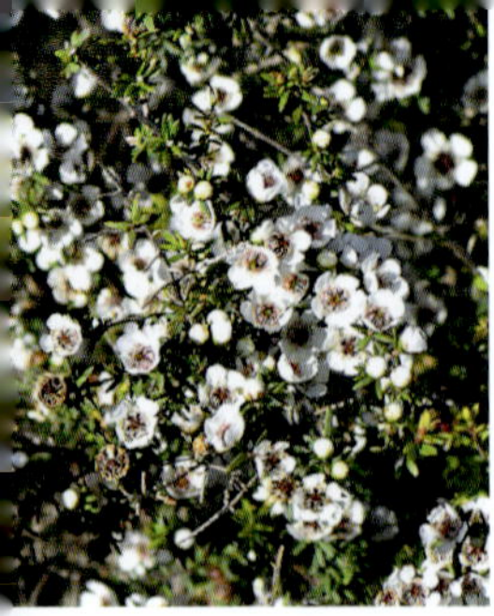

Manuka

Leptospermum scoparium

Weitere Namen Neuseeländischer Teebaum

Pflanzenfamilie Myrtengewächse (Myrtaceae)
Herkunft Der Manukabaum ist in Neuseeland beheimatet und dort überall verbreitet.
Gewinnung Destillation der Zweige und Blätter
Duftrichtung würzig, leicht krautig, mild
Duftnote Herznote
Affirmation Ich fühle mich stark und geschützt.
Wichtige Inhaltsstoffe Leptospermone, Iso-Leptospermone, Flavesone, Cadinene

Wirkung auf Körper und Seele

Seelisch-geistig: entspannend, stabilisierend, nervenstärkend und -schützend
Körperlich: entzündungshemmend, hautregenerierend, wundheilend, schmerzlindernd, antiallergisch, stark antibakteriell, antiviral, stark antimykotisch

Bewährte Rezepturen

Manukaöl ist bereits in niedrigen Dosierungen hochwirksam gegen Pilze und Bakterien.

Die antimikrobielle Wirkung ist wissenschaftlich mehrfach nachgewiesen. Seine gleichzeitig hautpflegenden Eigenschaften machen dieses Öl zu einem bewährten Mittel bei Hautproblemen und bei schlecht heilenden Wunden. *Manukabalsam:* 20 g Sheabutter im Wasserbad vorsichtig schmelzen, 10 ml Jojobaöl und 10 Tropfen Manukaöl einrühren und in einen Tiegel abfüllen

Verträglichkeit / Sicherheit

Manukaöl ist sehr gut hautverträglich.

Besonderheiten

Manuka ist ein traditionelles Heilmittel der Ureinwohner von Neuseeland (Maori).

Anwendungsmöglichkeiten

- Nervosität
- Unruhe
- Gereiztheit
- Akne
- Insektenstiche
- allergischer Schnupfen
- vorbeugend gegen Wundliegen
- Wundpflege
- Entzündungen der Mundschleimhaut
- Mundgeruch
- entzündliche Hauterkrankungen
- allergische Hauterscheinungen
- Juckreiz
- Pilzinfektionen
- rheumatische Beschwerden

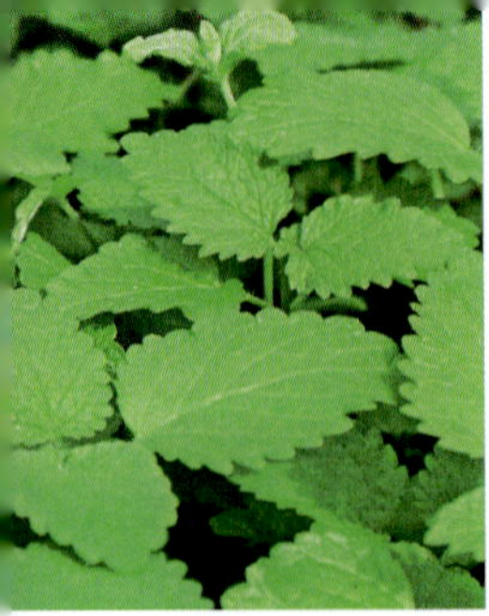

Melisse

Melissa officinalis

Weitere Namen Zitronenmelisse

Pflanzenfamilie Lippenblütengewächse (Lamiaceae)
Herkunft vor allem aus Italien, Frankreich, Südafrika
Gewinnung Destillation des blühenden Krautes
Duftrichtung zitronig, frisch mit leicht grasiger Note
Duftnote Herznote mit Tendenz zur Kopfnote
Affirmation Mein Herz ist leicht und frei – ich bin gelassen und entspannt.
Wichtige Inhaltsstoffe Beta-Caryophyllen, Geranial, Citronellal, Neral

Wirkung auf Körper und Seele

Seelisch-geistig: entspannend, harmonisierend, beruhigend, nervenstärkend, stimmungsaufhellend
Körperlich: entzündungshemmend, krampflösend, schmerzlindernd, herzstärkend, immunstärkend, blutdruckregulierend, schlaffördernd, antiallergisch, stark antiviral, antibakteriell, insektenabweisend

Bewährte Rezepturen

Der helle Duft von Melisse bringt Trost bei Kummer.

Raumduft zum Loslassen: 4 Tropfen Melisse und 3 Tropfen Zitronellgras in die Duftlampe geben

Energetisch wirkt die Melisse befreiend und herzöffnend.

Herzchakra-Öl: 3 Tropfen Melisse, 2 Tropfen Rose dest. und 1 Tropfen Neroli in 10 ml Jojobaöl mischen; einige Tropfen auf der Brustmitte verreiben

Verträglichkeit / Sicherheit

Melissenöl ist normalerweise gut verträglich, bei sensibler Haut ist eine niedrige Dosierung zu empfehlen.

Besonderheiten

Melisse ist eine der ältesten Heilpflanzen in Europa.

Anwendungsmöglichkeiten

- Unruhe und Anspannung
- Stresssituationen
- Schlafstörungen
- depressive Verstimmungen
- Ängstlichkeit
- Sterbebegleitung
- Übelkeit
- Schwindel
- vegetative Herzbeschwerden
- stressbedingter Bluthochdruck
- Menstruationsbeschwerden
- klimakterische Beschwerden
- Muskelkrämpfe
- Kopfschmerzen
- Immunschwäche
- Allergien
- Herpesinfektionen
- Insektenabwehr

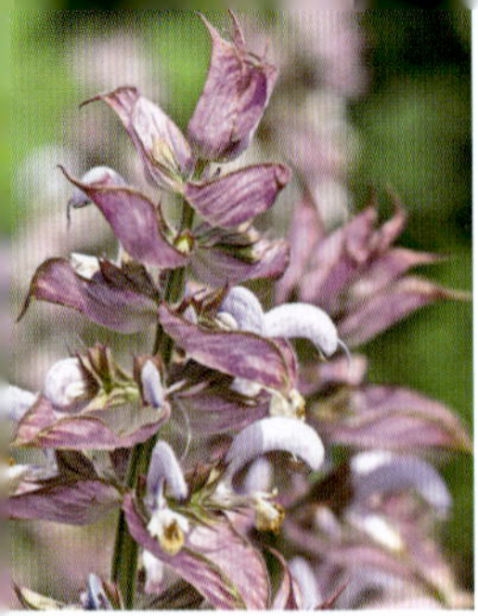

Muskatellersalbei

Salvia sclarea

Pflanzenfamilie Lippenblütengewächse (Lamiaceae)
Herkunft Muskatellersalbei wird vor allem im Mittelmeerraum und in Russland angebaut.
Gewinnung Destillation der Blüten und Blätter
Duftrichtung würzig-blumig, krautig mit herber Note
Duftnote Herznote mit Tendenz zur Kopfnote
Affirmation Ich bin gelassen und entspannt.
Wichtige Inhaltsstoffe Linalylacetat, Linalool, Germacren

Wirkung auf Körper und Seele

Seelisch-geistig: stark entspannend und beruhigend
Körperlich: adstringierend, entschlackend, entgiftend, entzündungshemmend, zellregenerierend, stark krampflösend, hormonregulierend (östrogenartig), antibakteriell, antimykotisch

Bewährte Rezepturen

Die entspannende und krampflösende Wirkung ist bei Muskatellersalbei besonders ausgeprägt.

Krampflösende Ölauflage: 6 Tropfen Muskatellersalbei und 5 Tropfen Lavendel fein in 20 ml Johanniskrautöl mischen, leicht erwärmen; von der Mischung 30 Tropfen auf eine Kompresse geben und diese auf den Bauch legen, mit einem vorgewärmten Tuch umwickeln

Verträglichkeit / Sicherheit

Da Muskatellersalbei die Menstruation anregt, ist die Anwendung nicht für Frauen während einer starken Regelblutung geeignet.

Besonderheiten

Der Duft von Muskatellersalbei wird von manchen Menschen als unangenehm empfunden. Dies kann durch eine Mischung mit Zitrusölen ausgeglichen werden.

Anwendungsmöglichkeiten

- nervöse Anspannung
- depressive Verstimmungen
- Erschöpfung
- stressbedingter Bluthochdruck
- Hautpflege allgemein
- Blähungen
- Durchblutungsstörungen
- Muskelverspannungen
- prämenstruelles Syndrom
- Menstruationskrämpfe
- ausbleibende Menstruation
- klimakterische Beschwerden
- Pilzinfektionen

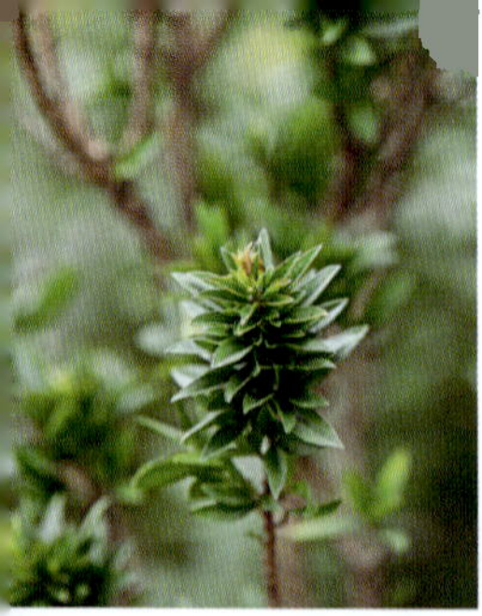

Myrte (Cineol)

Myrtus communis

Weitere Namen Myrte Typ Cineol, Echte Myrte

Pflanzenfamilie Myrtengewächse (Myrtaceae)
Herkunft Die Myrte wird im gesamten Mittelmeerraum sowie in Tunesien und Marokko angebaut.
Gewinnung Destillation der Blätter und Zweige
Duftrichtung krautig-frisch, eukalyptusartig
Duftnote Kopfnote mit Tendenz zur Herznote
Affirmation Ich bin voller Energie und Lebenskraft.
Wichtige Inhaltsstoffe 1,8-Cineol, Alpha-Pinen, Myrtenylacetat

Wirkung auf Körper und Seele

Seelisch-geistig: konzentrationsfördernd, klärend
Körperlich: durchblutungsfördernd, hautpflegend, hautregenerierend, abwehrsteigernd, krampflösend, stark antiviral, antibakteriell, schleimlösend, auswurffördernd, antiallergisch

Bewährte Rezepturen

Die Myrte ist bekannt für ihre anregende und antiinfektiöse Wirkung auf die Atemwege.

Da die Myrte auch sehr gute hautpflegende Eigenschaften aufweist, eignet sie sich für Einreibungen mit antientzündlichem Effekt.
Einreibung zur Stärkung der Atemwege und bei Husten: 9 Tropfen Myrte, 6 Tropfen Cajeput und 5 Tropfen Weißtanne mit 49 ml Sesamöl mischen; mehrmals täglich Brust, Rücken und Hals einreiben

Verträglichkeit / Sicherheit

Bei normaler Dosierung ist die Myrte gut verträglich. Nicht für Kinder mit spastischen Atemwegserkrankungen verwenden.

Besonderheiten

In der Aromatherapie wird meist die sogenannte Echte Myrte (Myrte Typ Cineol) verwendet.

Anwendungsmöglichkeiten

- Nervosität und Stress
- Ängstlichkeit
- Herpesinfektionen
- Schnupfen
- Bronchitis
- Nasennebenhöhlenentzündungen
- Husten
- allergischer Schnupfen
- rheumatische Beschwerden
- Narbenpflege
- Entgiftung und Entschlackung
- Cellulite
- unreine Haut
- Muskelverspannungen

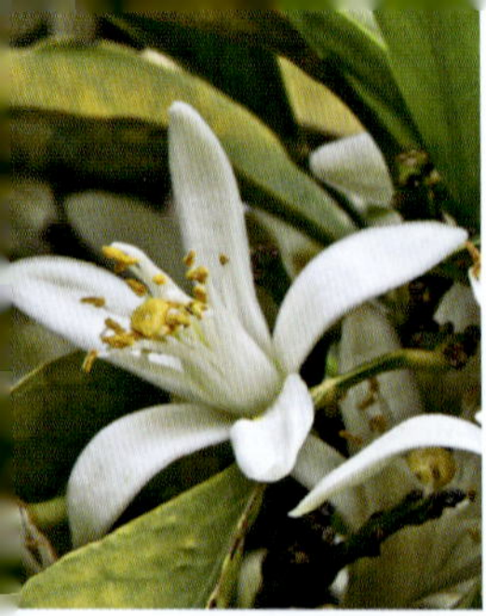

Neroli

Citrus aurantium var amara

Weitere Namen Orangenblüte

Pflanzenfamilie Rautengewächse (Rutaceae)
Herkunft Neroliöl kommt vor allem aus Tunesien, Marokko, Algerien, Ägypten, Frankreich und Italien.
Gewinnung Wasserdampfdestillation der Blüten
Duftrichtung blumig-frisch, mit sanft-herber Note
Duftnote Herznote
Affirmation Ein Hauch von Glück erfüllt mich.
Wichtige Inhaltsstoffe Linalool, Limonen, Linalylacetat

Wirkung auf Körper und Seele

Seelisch-geistig: entspannend, harmonisierend, stimmungsaufhellend
Körperlich: hautpflegend, kühlend, hautregenerierend, adstringierend, entzündungshemmend, antibakteriell, antiviral, fiebersenkend, krampflösend

Bewährte Rezepturen

Neroli unterstützt die Regeneration der Hautzellen und ist daher ideal zur Pflege der sensiblen und reifen Haut.

Gesichtspflegeöl: 5 Tropfen Neroli, 2 Tropfen Orange süß, 2 Tropfen Zedernholz Atlas in 49 ml Wildrosenöl

Eine Einreibung an den Händen oder Füßen mit der folgenden Mischung entspannt und erleichtert das Loslassen. Auch für die Sterbebegleitung geeignet.

»Loslass-Öl«: 3 Tropfen Neroli, 2 Tropfen Petit Grain, 4 Tropfen Mandarine und 2 Tropfen Benzoe siam in 50 ml Aprikosenkernöl mischen

Verträglichkeit / Sicherheit

Neroli ist ein sehr gut verträgliches Öl.

Besonderheiten

Neroli ist ein wichtiger Duft in der Parfümerie.

Anwendungsmöglichkeiten

- Nervosität und Stress
- Unruhe
- Schlafstörungen
- emotionale Blockaden
- seelische Verletzungen
- Lebenskrisen
- Sterbebegleitung
- Ängste
- depressive Verstimmungen
- Hautpflege allgemein
- trockene, sensible und reife Haut
- Falten
- Narbenpflege
- Couperose
- Schwangerschaftsstreifen
- vegetative Herzbeschwerden
- prämenstruelles Syndrom
- Bauchkrämpfe

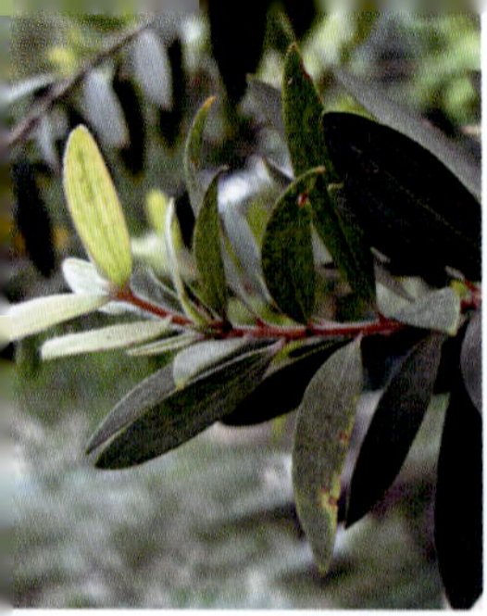

Niaouli

Melaleuca quinquenervia / Melaleuca viridiflora

Weitere Namen Goménol

Pflanzenfamilie Myrtengewächse (Myrtaceae)
Herkunft Klassische Anbaugebiete für Niaouli sind Madagaskar und Neukaledonien.
Gewinnung Destillation der Blätter und Zweige
Duftrichtung krautig-frisch, eukalyptusartig
Duftnote Kopfnote
Affirmation Ich fühle mich wohl in meiner Haut.
Wichtige Inhaltsstoffe 1,8-Cineol, Viridiflorol, Alpha-Pinen

Wirkung auf Körper und Seele

Seelisch-geistig: nervenstärkend, anregend
Körperlich: kreislaufanregend, hautpflegend, zellregenerierend, bindegewebsstärkend, immunstärkend, entzündungshemmend, desinfizierend, schleimlösend, auswurffördernd, stark antiviral, antibakteriell, antimykotisch

Bewährte Rezepturen

Das sanfte und gleichzeitig starke Niaouliöl ist ideal zum Schutz und zur Behandlung von entzündeter Haut.

Pflegeöl zur Stärkung der Haut: 4 Tropfen Niaouli, 3 Tropfen Lavendel fein und 2 Tropfen Palmarosa in 50 ml Johanniskrautöl mischen und sanft auf die Haut auftragen; dieses Aromapflegeöl hat sich bewährt zur Vorbeugung und Behandlung von Wundliegen.
Inhalation bei Nebenhöhlenentzündung: 2 Tropfen Niaouli in 2 Liter heißes Wasser geben, die Augen schließen und inhalieren

Verträglichkeit / Sicherheit

Normalerweise ist Niaouliöl gut verträglich. Für Babys und Schwangere ist es nicht geeignet. Vorsicht bei Kindern mit spastischen Atemwegserkrankungen.

Anwendungsmöglichkeiten

- Konzentrationsschwäche
- Ängstlichkeit
- Niedergeschlagenheit
- Husten
- Schnupfen
- Bronchitis
- Stirn- und Nasennebenhöhlenentzündungen
- Mundschleimhautentzündungen
- Mundpflege
- Hautpflege allgemein
- Stärkung der Haut
- Wundliegen (auch vorbeugend)
- rheumatische Beschwerden
- Krampfadern
- Venenentzündungen
- Vaginalpilz
- Herpesinfektionen
- Insektenstiche

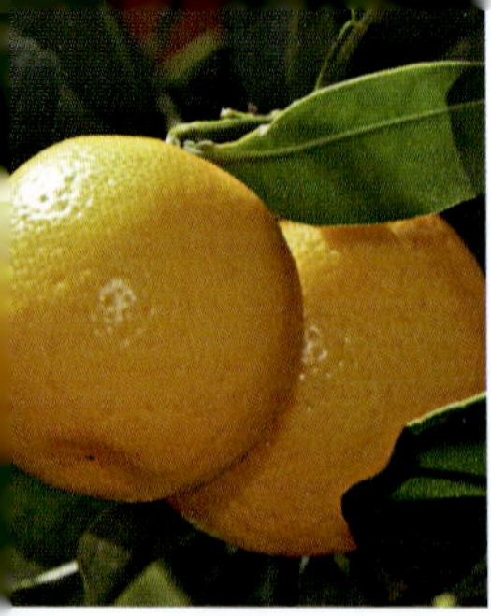

Orange süß und Blutorange

Citrus sinensis / Citrus aurantium var dulcis

Weitere Namen Apfelsine

Pflanzenfamilie Rautengewächse (Rutaceae)
Herkunft Die verschiedenen Orangensorten werden hauptsächlich in Sizilien, Spanien, Israel, Südamerika und den USA kultiviert.
Gewinnung Kaltpressung der Schalen
Duftrichtung fruchtig-süß, hell-warm
Duftnote Kopfnote
Affirmation Heiter und beschwingt genieße ich den Tag.
Wichtige Inhaltsstoffe Limonen, Linalool

Wirkung auf Körper und Seele

Seelisch-geistig: stimmungsaufhellend, beruhigend, entspannend, besänftigend
Körperlich: adstringierend, entschlackend, entgiftend, blähungswidrig, krampflösend, durchblutungsfördernd, immunstimulierend, entzündungshemmend

Bewährte Rezepturen

Alle Orangenöle sind sehr beliebte Raumdüfte und dienen als entspannende Kopfnote in Duftmischungen.

Raumduft »Abendsonne«: 4 Tropfen Orange süß und 2 Tropfen Tonka Absolue in die Duftlampe geben

Bei Nervosität und Schulstress besänftigt und beruhigt eine Einreibung an den Füßen mit folgender Rezeptur:

Massageöl zum Entspannen: 50 ml Mandelöl, 5 Tropfen Orange süß, 3 Tropfen Sandelholz indisch und 1 Tropfen Muskatellersalbei

Verträglichkeit / Sicherheit

Orangenöl ist bei normaler Dosierung gut verträglich. Bei sensibler Haut kann es im warmen Wasser hautreizend sein, daher für ein Bad nur wenige Tropfen einsetzen.

Besonderheiten

Die Bitterorange ist eine Varietät der Orange süß. Ihr Öl hat eine sanft-herbe Duftnote und kann die Lichtempfindlichkeit der Haut erhöhen. Daher nach Anwendung dieses Öles auf der Haut die Sonne meiden.

Anwendungsmöglichkeiten

- nervöse Anspannung
- depressive Verstimmungen
- Schlafstörungen
- Ängstlichkeit
- Stresssituationen
- Appetitmangel
- Darmkrämpfe
- Blähungen
- Cellulite
- Ödeme
- unreine und fettige Haut

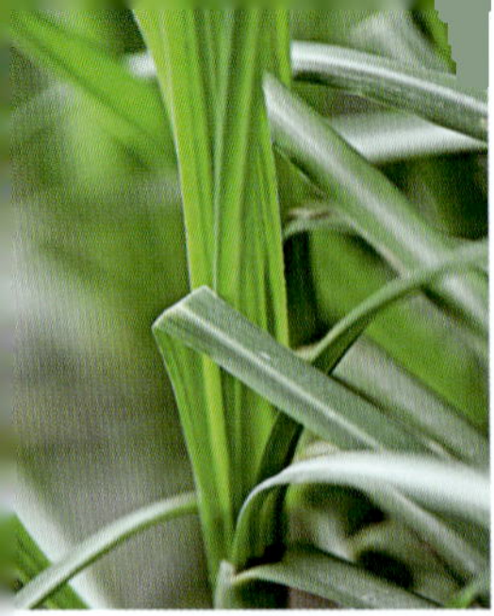

Palmarosa

Cymbopogon martinii

Weitere Namen Indische Geranie

Pflanzenfamilie Süßgräser (Poaceae)
Herkunft Hauptanbaugebiete für Palmarosa sind Indien, Nepal, Pakistan, Mittel- und Südamerika.
Gewinnung Wasserdampfdestillation des Grases
Duftrichtung blumig, grasig, rosig
Duftnote Herznote
Affirmation Ich bin offen für die Schönheit des Lebens und fühle mich wohl in meiner Haut.
Wichtige Inhaltsstoffe Geraniol, Linalool, Geranylacetat

Wirkung auf Körper und Seele

Seelisch-geistig: nervenstärkend, stimmungsaufhellend
Körperlich: immunstärkend, entzündungshemmend, hautregenerierend, stark antimykotisch, stark antibakteriell, antiviral, insektenabweisend

Bewährte Rezepturen

Palmarosa ist bestens geeignet für sensible, trockene und zu Entzündungen neigende Haut.

Aufgrund des rosenartigen Duftes dient das Öl auch als ergänzende Komponente in Rosenmischungen.
Grundmischung »Rosengarten«: 1 ml Palmarosa, 0,5 ml Rosengeranium, 0,5 ml Bergamotte, 0,5 ml Sandelholz, 0,1 ml Rose und 0,1 ml Benzoe siam; von dieser Mischung 6–8 Tropfen in die Duftlampe geben oder 10 Tropfen in die Wanne für ein wohlduftendes und hautpflegendes Rosenbad.

Verträglichkeit / Sicherheit

Palmarosa ist sehr gut verträglich und kann auch gut bei Kindern, Senioren und Menschen mit empfindlicher Haut eingesetzt werden.

Anwendungsmöglichkeiten

- Schwächezustände
- stressbedingte Beschwerden
- Nervosität
- depressive Verstimmungen
- Immunschwäche
- Hautpflege allgemein
- Akne
- Cellulite
- Wundliegen (auch vorbeugend)
- entzündliche Hauterscheinungen
- Narben
- Fußpilz
- Vaginalpilz
- Insektenabwehr
- Wundpflege

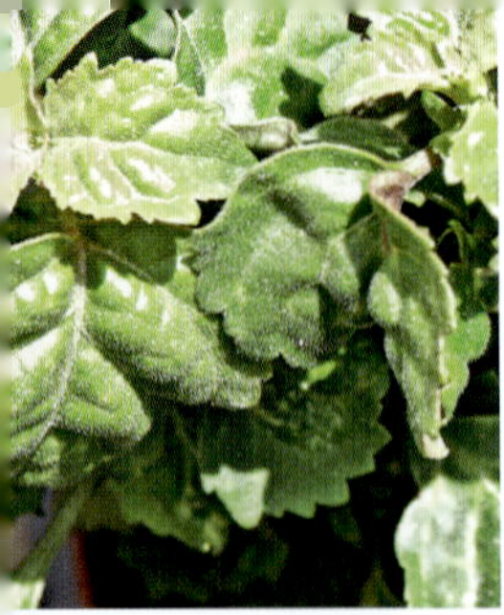

Patchouli

Pogostemon cablin

Pflanzenfamilie Lippenblütengewächse (Lamiaceae)
Herkunft Patchouli wird in Indien, Indonesien, Brasilien, China und Madagaskar kultiviert.
Gewinnung Wasserdampfdestillation der Blätter
Duftrichtung erdig, waldig, modrig, intensiv
Duftnote Basisnote
Affirmation Ich vertraue und schöpfe neue Kraft aus meinem eigenen Zentrum.
Wichtige Inhaltsstoffe Patchoulol, Bulnesene

Wirkung auf Körper und Seele

Seelisch-geistig: entspannend, ausgleichend, erdend, nervenstärkend, stimmungsaufhellend
Körperlich: zellregenerierend, immunstimulierend, lymphflussanregend, entwässernd, verdauungsfördernd, antimykotisch, antibakteriell, insektenvertreibend

Bewährte Rezepturen

Patchouli ist ein entspannender Balsam für nervöse, gereizte Menschen und belebt die Sinnlichkeit.

Pflegebalsam für Haut und Sinne: 30 g Sheabutter vorsichtig erwärmen, bis sie flüssig wird; dazu 20 ml Jojobaöl sowie 4 Tropfen Patchouli, 3 Tropfen Lavendel fein und 1 Tropfen Ylang-Ylang geben, gut verrühren und in einen Tiegel füllen
Exotische Bademischung für zwei: 2 Tropfen Patchouli, 2 Tropfen Jasmin, 1 Tropfen Benzoe siam und 4 Tropfen Mandarine in 3 Esslöffel Sahne einrühren

Verträglichkeit / Sicherheit

Patchouli ist sehr duftintensiv und darf daher nur gering dosiert werden. Ansonsten ist es sehr gut verträglich.

Besonderheiten

Patchouli ist eine beliebte Basisnote in Duftmischungen und in der Parfümerie. Es wirkt als Fixativ und verleiht der Mischung eine geheimnisvolle Tiefe.

Anwendungsmöglichkeiten

- Nervosität
- Ängstlichkeit
- Schlafstörungen
- depressive Verstimmungen
- Lustlosigkeit
- Immunschwäche
- Hautpflege allgemein
- Akne
- trockene und reife Haut
- entzündliche Hauterscheinungen
- allergische Hauterscheinungen
- Fußpilz
- Insektenabwehr

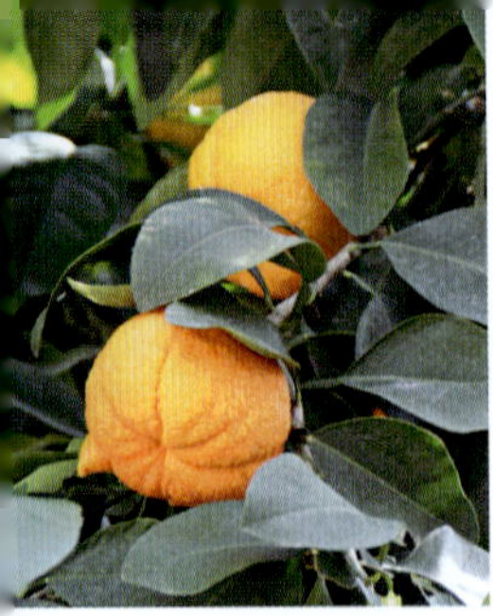

Petit Grain Bitterorange

Citrus aurantium var amara

Weitere Namen Petit Grain Bigarade

Pflanzenfamilie Rautengewächse (Rutaceae)
Herkunft Beste Qualitäten des Petit-Grain-Öles stammen aus Ägypten und Paraguay.
Gewinnung Destillation der Blätter und Zweige
Duftrichtung blumig-frisch, mit sanft-herber Note
Duftnote Herznote
Affirmation Ich lasse alle belastenden Gedanken los.
Wichtige Inhaltsstoffe Linalylacetat, Linalool, Alpha-Terpineol, Geraniol

Wirkung auf Körper und Seele

Seelisch-geistig: entspannend, beruhigend, ausgleichend, stimmungsaufhellend
Körperlich: entzündungshemmend, hautregenerierend, schmerzlindernd, krampflösend, immunstärkend, antibakteriell, antimykotisch

Bewährte Rezepturen

Petit-Grain-Öl hat einen besonders intensiven Effekt bei allen psychosomatischen Erscheinungen.

Raumduft »Orangengarten«: 3 Tropfen Petit Grain, 3 Tropfen Bitterorange und 2 Tropfen Orange süß
Ein abendliches Fußbad beruhigt bei geistiger Überaktivität und verhilft zu einem entspannten Schlaf.
Beruhigendes Fußbad: 3 Tropfen Petit Grain und 2 Tropfen Mandarine in 2 Esslöffel Sahne mischen und ins warme Wasser geben

Verträglichkeit / Sicherheit

Petit-Grain-Öl ist auch für die sensible Haut geeignet und bei normaler Dosierung sehr gut verträglich.

Besonderheiten

Petit-Grain-Öl wird aus dem Blattwerk verschiedener Zitrusbäume gewonnen, am häufigsten aus den ledrigen Blättern des Bitterorangenbaumes.

Anwendungsmöglichkeiten

- Nervosität und Stress
- Angstzustände
- Schlafstörungen
- Trauer
- Reizbarkeit
- Hyperaktivität
- depressive Verstimmungen
- prämenstruelles Syndrom
- Akne
- unreine und fettige Haut
- starkes Schwitzen
- Bauchkrämpfe
- Reizdarmsyndrom
- Rekonvaleszenz

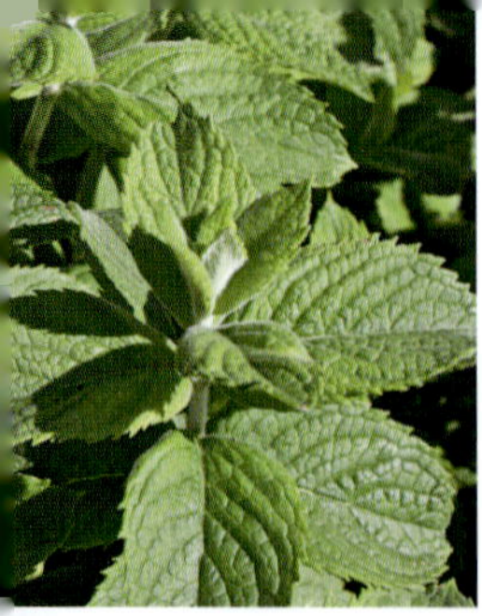

Pfefferminze

Mentha piperita

Weitere Namen Minze piperita

Pflanzenfamilie Lippenblütengewächse (Lamiaceae)
Herkunft England, USA, Deutschland, Ungarn, Italien, Spanien, Frankreich und Australien
Gewinnung Destillation des blühenden Krautes
Duftrichtung spitz, frisch, kühl
Duftnote Kopfnote
Affirmation Ich bin geistig hellwach und klar.
Wichtige Inhaltsstoffe Menthol, Menthone

Wirkung auf Körper und Seele

Seelisch-geistig: konzentrationsfördernd, nervenstärkend
Körperlich: adstringierend, zellregenerierend, kühlend, fiebersenkend, entzündungshemmend, wundheilend, durchblutungsfördernd, schleimlösend, schmerzstillend, stark krampflösend, verdauungsfördernd, antibakteriell, antiviral, antimykotisch

Bewährte Rezepturen

Pfefferminze ist ein bewährtes Hausmittel. Ihre schmerzstillende Wirkung ist wissenschaftlich belegt.

Bei Kopfschmerzen vom Spannungstyp hat sich die folgende Mischung bewährt:
Pfefferminzeinreibung: 5 ml Pfefferminze mit 45 ml Alkohol (70%ig) mischen; die Lösung wiederholt auf den schmerzenden Stirn- und Schläfenbereich auftragen

Verträglichkeit / Sicherheit

Pfefferminze kann die Haut reizen, daher vorsichtig dosieren. Als Badezusatz ist dieses Öl nicht geeignet. Nicht anwenden in der Schwangerschaft, für Babys und Kleinkinder sowie bei Epilepsie.

Besonderheiten

Interessant bei Pfefferminzöl ist der gute durchblutungsfördernde Effekt bei gleichzeitig kühlender Wirkung. Weitere Minzsorten sind Ackerminze, Krauseminze und Bergamottminze.

Anwendungsmöglichkeiten

- geistige Erschöpfung
- Nervosität
- Verwirrtheit
- Konzentrationsmangel
- Müdigkeit
- Muskelschmerzen
- Muskelkater
- Verdauungsstörungen
- Übelkeit
- Mundgeruch
- Akne und unreine Haut
- Kopfschmerzen
- Fieber
- Nasennebenhöhlenentzündungen
- Erkältung allgemein

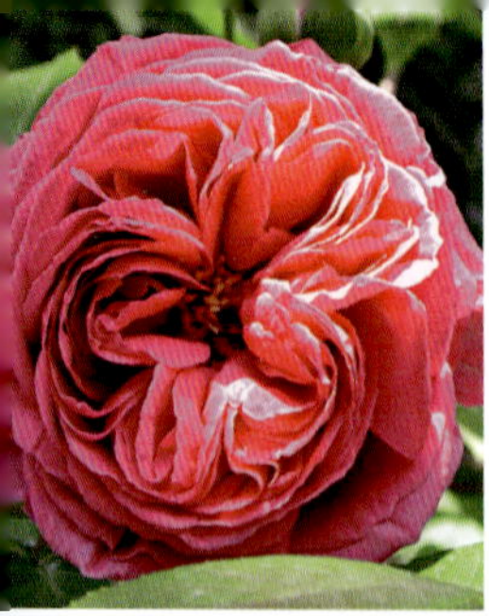

Rose Absolue

Rosa damascena, Rosa centifolia

Weitere Namen Rose Absolute, Rosenextrakt

Pflanzenfamilie Rosengewächse (Rosaceae)
Herkunft Rosenabsolue wird vor allem in Marokko, Frankreich und Indien produziert.
Gewinnung Extraktion der Blüten
Duftrichtung intensiv-blumig, rosig, warm
Duftnote Herznote
Affirmation Liebe und Vertrauen öffnen und heilen mein Herz. Ich bin freundlich zu mir und anderen.
Wichtige Inhaltsstoffe Phenylethylalkohol, Geraniol, Citronellol

Wirkung auf Körper und Seele

Seelisch-geistig: entspannend, nervenstärkend, beruhigend, stimmungserhellend bis euphorisierend
Körperlich: zellregenerierend, adstringierend, entzündungshemmend, krampflösend, schmerzlindernd

Bewährte Rezepturen

Der ganz besondere sinnliche und runde Duft von Rose Absolue wird oft als berauschend empfunden.

Rose Absolue ist stark psychisch wirksam und wird daher auch gerne in sogenannten therapeutischen Parfüms eingesetzt, um die Stimmung zu heben und die Sinnlichkeit zu beleben.

Rosenparfüm: 10 ml Alkohol (70%ig), 3 Tropfen Rose Absolue, 2 Tropfen Bergamotte, 2 Tropfen Mandarine, 2 Tropfen Vanille und 2 Tropfen Sandelholz Indien in einen Glasflakon geben, gut mischen und 2 Wochen reifen lassen; je nach Bedarf auf die Haut sprühen oder alternativ auf ein Wattepad geben und tief einatmen

Verträglichkeit / Sicherheit

Rose Absolue hat eine starke Duftintensität, daher bitte vorsichtig dosieren. Ansonsten ist es ein allgemein gut verträgliches Öl.

Besonderheiten

Rose Absolue wird durch Extraktion gewonnen und kann daher minimale Reste von Lösungsmitteln enthalten.

Anwendungsmöglichkeiten

- nervöse Anspannung
- Stress
- Angstzustände
- Schlafstörungen
- Einsamkeit
- Kummer
- Partnerschaftsprobleme
- Sterbebegleitung
- Appetitlosigkeit
- Anregung der Sinnlichkeit
- Gefühlskälte

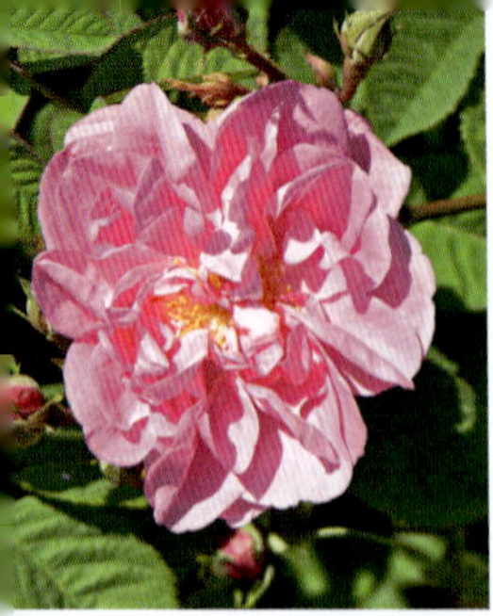

Rose Destillat

Rosa damascena, Rosa gallica, Rosa centifolia

Pflanzenfamilie Rosengewächse (Rosaceae)
Herkunft Bulgarien, Türkei, Russland, Frankreich
Gewinnung Destillation der Blätter und Blüten
Duftrichtung blumig-süß, fein-rosig
Duftnote Herznote
Affirmation Mein Herz ist offen und frei für die Liebe. Ich lasse los und verzeihe.
Wichtige Inhaltsstoffe Geraniol, Nerol, Citronellol, Farnesol, Damascenone

Wirkung auf Körper und Seele

Seelisch-geistig: nervenstärkend, angstlösend, schlaffördernd, stressreduzierend, antidepressiv
Körperlich: zellregenerierend, entzündungshemmend, wundheilend, krampflösend, menstruationsfördernd, antibakteriell, antiviral, anregend für Herz, Magen, Leber und Uterus

Bewährte Rezepturen

Rosenöl ist beliebt zur Pflege sensibler und reifer Haut.

Rosengesichtspflegeöl für die feine Haut: 20 ml Wildrosenöl und 2–3 Tropfen Rose Destillat mischen und sanft in die feuchte Gesichtshaut einmassieren
Rosenöl erleichtert das Loslassen und wird daher auch bei Trennungen und in der Sterbebegleitung eingesetzt.
Raumduft »Abschied«: 1 Tropfen Rose Destillat, 2 Tropfen Geranium und 3 Tropfen Mandarine mischen und in die Duftlampe oder auf ein Wattepad geben

Verträglichkeit / Sicherheit

Destilliertes Rosenöl ist sehr gut hautverträglich.

Besonderheiten

Echtes Rosenöl ist kostbar und duftintensiv.

Anwendungsmöglichkeiten

- Nervosität und Stress
- Angstzustände
- Schlafstörungen
- seelischer Schock
- Einsamkeit
- Partnerschaftsprobleme
- Sterbebegleitung
- Hautpflege allgemein
- trockene, feine und reife Haut
- Falten
- Couperose
- Narbenpflege
- Appetitlosigkeit
- vegetative Herzbeschwerden
- nervöse Magenbeschwerden
- unregelmäßige Menstruation
- klimakterische Beschwerden

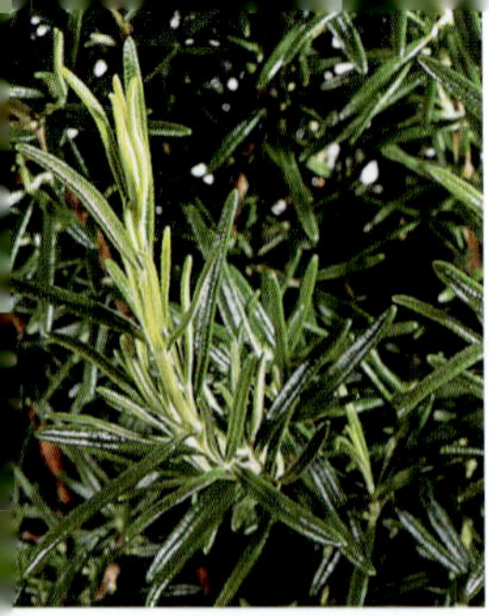

Rosmarin (Cineol)

Rosmarinus officinalis

Weitere Namen Rosmarin Typ Cineol, »Meerestau«

Pflanzenfamilie Lippenblütengewächse (Lamiaceae)
Herkunft gesamter Mittelmeerraum sowie Nordafrika
Gewinnung Destillation der blühenden Zweigspitzen
Duftrichtung krautig-frisch
Duftnote Kopfnote
Affirmation Ich bin voller Energie und Vitalität.
Wichtige Inhaltsstoffe 1,8-Cineol, Alpha- und Beta-Pinen, Kampfer

Wirkung auf Körper und Seele

Seelisch-geistig: belebend, konzentrationsfördernd, stärkend für Willens- und Durchsetzungskraft
Körperlich: adstringierend, entzündungshemmend, durchblutungsfördernd, wärmend, blutdrucksteigernd, immunstärkend, antibakteriell, antiviral, schleimlösend, auswurffördernd

Bewährte Rezepturen

Rosmarin wird traditionell zur Förderung der Durchblutung in Massageölen rund um den Sport eingesetzt.

Sportmassageöl: 5 Tropfen Rosmarin, 4 Tropfen Wacholderbeere, 1 Tropfen Pfefferminze und 4 Tropfen Zitrone in 50 ml Sesamöl mischen und bei Muskelverspannungen und / oder -schmerzen einmassieren

Ein wärmendes Bad wirkt vorbeugend bei Erkältungen.

Rosmarinbad: 5 Tropfen Rosmarin mit 3 Esslöffeln Sahne mischen und ins warme Wasser geben

Verträglichkeit / Sicherheit

Rosmarin ist nicht bei Bluthochdruck, Epilepsie und in der Schwangerschaft einzusetzen. Für Babys und Kleinkinder ist er nicht geeignet.

Besonderheiten

Der handelsübliche Rosmarin ist meist vom Typ Cineol.

Anwendungsmöglichkeiten

- Konzentrationsstörungen
- Gedächtnisschwäche
- seelische und geistige Erschöpfung
- mangelnde Durchsetzungskraft
- depressive Verstimmungen
- Muskelverspannungen
- Muskelschmerzen
- kalte Füße
- Kreislaufstörungen
- niedriger Blutdruck
- Haarausfall
- fettiges Haar
- rheumatische Beschwerden
- Cellulite
- Erkrankungen der Atemwege

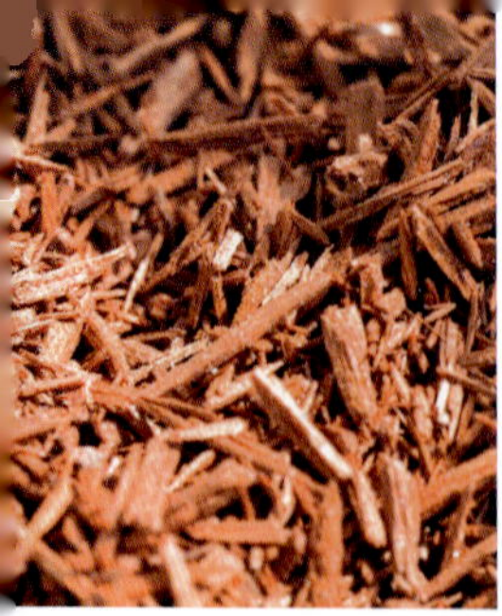

Sandelholz

Santalum album, Santalum spicatum, Santalum austro-caledonicum

Weitere Namen Ostindisches Sandelholz (S. album)

Pflanzenfamilie Sandelholzgewächse (Santalaceae)
Herkunft Traditionelles Anbaugebiet für Sandelholz ist Südindien (Mysore) und Sri Lanka. Inzwischen wird der Baum auch in Australien und Neukaledonien kultiviert.
Gewinnung Wasserdampfdestillation des Holzes
Duftrichtung holzig, balsamisch, samtig-warm
Duftnote Basisnote
Affirmation Mein Geist ist friedlich und weit.
Wichtige Inhaltsstoffe Santalole, Santalene

Wirkung auf Körper und Seele

Seelisch-geistig: entspannend, beruhigend, zentrierend, stimmungsaufhellend
Körperlich: hautpflegend, hautregenerierend, adstringierend, entzündungshemmend, desinfizierend, antibakteriell, schleimlösend, harntreibend, lymphflussanregend

Bewährte Rezepturen

Sandelholz ist in der Parfümerie eine beliebte angenehm-feine, balsamisch-weiche Basisnote.

Holziges Herrenparfüm: 8 Tropfen Sandelholz, 2 Tropfen Zeder Atlas, 1 Tropfen Patchouli in 10 ml Alkohol (70%ig) lösen und in einen Flakon geben
Als Raumduft wird Sandelholz zur Entspannung, Meditation und Kontemplation eingesetzt.
Meditative Mischung: 4 Tropfen Sandelholzöl, 4 Tropfen Bergamotte und 2 Tropfen Rosengeranium

Verträglichkeit / Sicherheit

Sandelholzöl ist sehr gut verträglich und kann auch pur auf die Haut aufgetragen werden.

Besonderheiten

Indisches Sandelholz ist mittlerweile zu einer kostbaren Rarität geworden. In der Ayurveda-Medizin dient es insbesondere zur Behandlung von Hauterkrankungen.

Anwendungsmöglichkeiten

- Nervosität
- Unruhe
- nervöse Anspannung
- Schlafstörungen
- Ängste
- Lustlosigkeit
- trockene und raue Haut
- Juckreiz
- Akne
- Schnittwunden
- Schuppenflechte
- Narbenpflege
- Cellulite
- Harnwegsentzündungen
- Erkältung allgemein
- Lymphstau

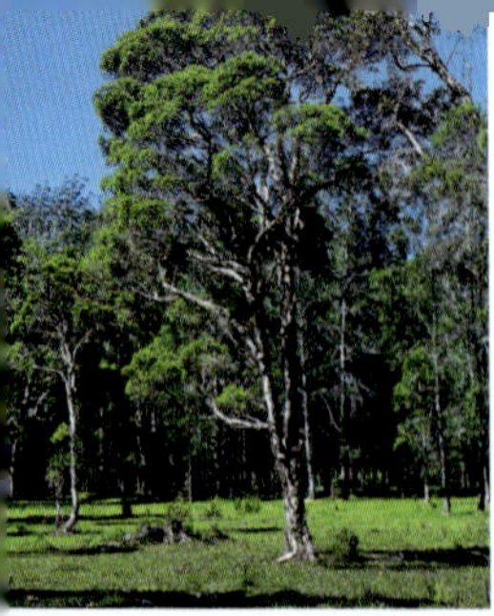

Teebaum

Melaleuca alternifolia

Weitere Namen Tea-Tree

Pflanzenfamilie Myrtengewächse (Myrtaceae)
Herkunft Der Teebaum ist in Australien beheimatet und wird dort auf großen Plantagen angebaut.
Gewinnung Destillation der Blätter und Zweige
Duftrichtung krautig-frisch, herb
Duftnote Kopfnote mit Tendenz zur Herznote
Affirmation Ich bin gesund und stark.
Wichtige Inhaltsstoffe Terpinen-4-ol, Gamma- und Alpha-Terpinen, 1,8-Cineol

Wirkung auf Körper und Seele

Seelisch-geistig: anregend, stärkend
Körperlich: immunstärkend, stark antibakteriell, stark antiviral, stark antimykotisch, hautregenerierend, wundheilend, entzündungshemmend, entschlackend, durchblutungsfördernd, juckreizstillend, insektenabweisend

Bewährte Rezepturen

Die starke Wirkung des Teebaumöles gegen Keime ist vielfach erforscht und wissenschaftlich dokumentiert.

Hautpflegeöl bei Pilzinfektionen: 49 ml Johanniskrautöl, 10 Tropfen Teebaum, 5 Tropfen Lavendel fein und 5 Tropfen Palmarosa; das Öl 2- bis 3-mal täglich auftragen
Mundwasser bei Parodontose: 19 ml Alkohol (70%ig), 5 Tropfen Teebaum, 4 Tropfen Myrrhe, 4 Tropfen Cajeput und 2 Tropfen Pfefferminze; von dieser Mischung 10 Tropfen auf ½ Glas Wasser zum Spülen geben

Verträglichkeit / Sicherheit

Teebaumöl ist bei normaler Dosierung gut verträglich. Es reagiert jedoch stark mit Sauerstoff und muss daher frisch verwendet werden.

Besonderheiten

Bei Teebaumöl ist es wichtig, die beste Qualität zu wählen, da nur diese mild und hautfreundlich ist.

Anwendungsmöglichkeiten

- Immunschwäche
- Infektanfälligkeit
- Mundpflege
- Zahnfleischentzündungen
- Aphten
- Akne
- Hautausschlag
- Juckreiz
- Kopfläuse
- Zystitis
- genitale Infektionen
- grippale Infektionen
- Narbenpflege
- Pilzinfektionen der Haut
- Vaginalpilz
- Nagelpilz
- Herpesinfektionen

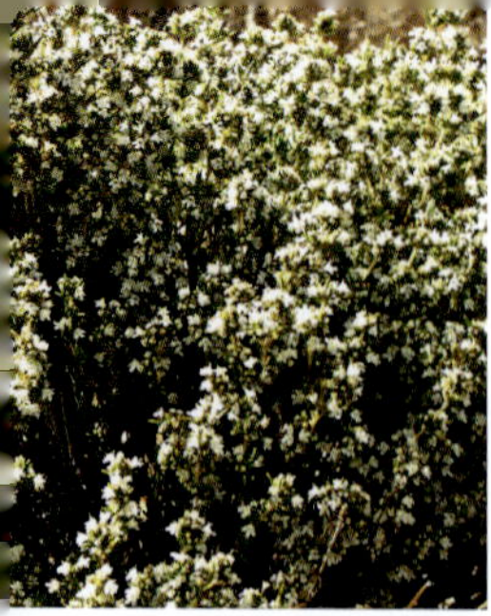

Thymian Linalool

Thymus zygis Linalool, Thymus vulgaris Linalool

Weitere Namen Weißer Thymian, Milder Thymian

Pflanzenfamilie Lippenblütengewächse (Lamiaceae)
Herkunft Beste Anbaugebiete liegen in Spanien und Frankreich auf über 1000 Meter Höhe.
Gewinnung Destillation des blühenden Krautes
Duftrichtung krautig-würzig, fein, mild
Duftnote Herznote mit Tendenz zur Kopfnote
Affirmation Ich vertraue mir selbst und zentriere mich in meiner eigenen energetischen Mitte.
Wichtige Inhaltsstoffe Linalool, Linalylacetat, Thymol, Alpha-Pinen, Gamma-Terpinen

Wirkung auf Körper und Seele

Seelisch-geistig: anregend, stärkend, klärend, stimmungsaufhellend
Körperlich: immunstärkend, krampflösend, antiviral, antibakteriell, antimykotisch

Bewährte Rezepturen

Der hautfreundliche Thymian Linalool ist stark wirksam gegen Infektionen und ideal für Einreibungen.

Brust- und Halsöl bei Erkältungen: 9 Tropfen Thymian Linalool, 6 Tropfen Myrte und 5 Tropfen Lavendel fein in 49 ml Sesamöl mischen, mehrmals täglich Brust und Rücken einreiben

Immunstärkendes Fußbad: 3 Tropfen Thymian Linalool und 2 Tropfen Cajeput mit 3 Esslöffeln Meersalz gut verschütteln und in der Fußwanne verteilen

Verträglichkeit / Sicherheit

Thymian vom Typ Linalool gilt als »milder« Thymian. Er ist sehr beliebt für Anwendungen auf der Haut und auch für Kinder gut geeignet.

Besonderheiten

Beim Einsatz von Thymianöl ist es wichtig, auf den entsprechenden Typ (Chemotyp) zu achten. Dieser ist maßgebend für die richtige und sichere Anwendung.

Anwendungsmöglichkeiten

- Erschöpfung
- Niedergeschlagenheit
- Nervosität
- Mutlosigkeit
- Husten
- Schnupfen
- Bronchitis
- Halsschmerzen
- Erkältung allgemein
- Mundschleimhautentzündungen
- Immunschwäche
- Hautpflege allgemein
- Wundliegen

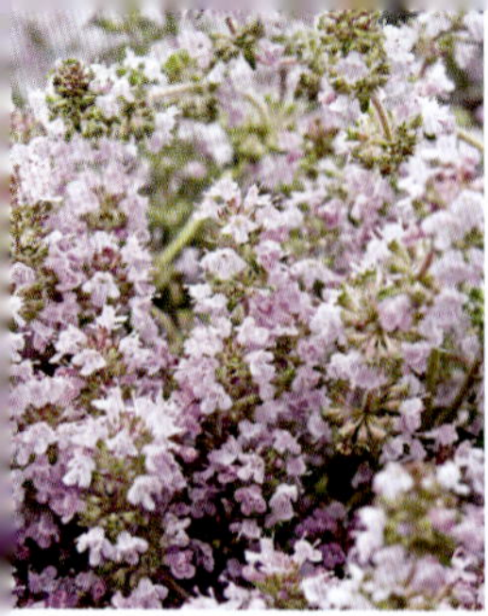

Thymian Thymol

Thymus zygis Thymol, Thymus vulgaris Thymol

Weitere Namen Roter Thymian, Scharfer Thymian

Pflanzenfamilie Lippenblütengewächse (Lamiaceae)
Herkunft Spanien, Frankreich, Italien, Deutschland
Gewinnung Destillation des blühenden Krautes
Duftrichtung krautig-würzig, scharf
Duftnote Kopfnote mit Tendenz zur Herznote
Affirmation Selbstbewusst und stark nehme ich die Herausforderungen des Lebens an.
Wichtige Inhaltsstoffe Thymol, Para-Cymen, Gamma-Terpinen und Linalool

Wirkung auf Körper und Seele

Seelisch-geistig: allgemein anregend, stärkend
Körperlich: immunstärkend, durchblutungsfördernd, entzündungshemmend, schleimlösend, schmerzstillend, krampflösend, auswurffördernd, stark antibakteriell, antiviral, antimykotisch

Bewährte Rezepturen

Das stark antiinfektiöse Öl von Thymian Typ Thymol ist bestens zur Desinfektion der Raumluft geeignet.

Raumduft zur Reinigung und Immunstärkung: 3 Tropfen Thymian Thymol, 3 Tropfen Cajeput und 4 Tropfen Zitrone in die Duftlampe geben

Verträglichkeit / Sicherheit

Thymian Thymol ist stark haut- und schleimhautreizend und muss sorgfältig dosiert werden. Für die Anwendung auf der Haut wird es selten eingesetzt oder nur in sehr starken Verdünnungen (bis max. 0,5 %). Für Kinder und Schwangere ist es nicht geeignet.

Besonderheiten

Thymian Thymol ist eines der ätherischen Öle mit der stärksten Wirksamkeit gegen Keime aller Art.

Anwendungsmöglichkeiten

- Nervosität
- geistige und körperliche Erschöpfung
- Konzentrationsschwierigkeiten
- Mutlosigkeit
- Husten
- Schnupfen
- Bronchitis
- Halsschmerzen
- Erkältung allgemein
- Zahnfleischentzündungen
- Immunschwäche
- Muskelschmerzen
- Gelenkschmerzen

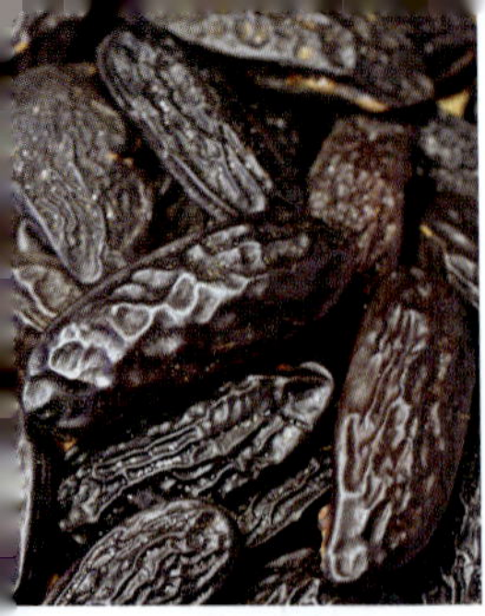

Tonka Absolue

Dipterix odorata

Weitere Namen Tonkabohne

Pflanzenfamilie Schmetterlingsblütengewächse (Fabaceae)
Herkunft Brasilien, Venezuela und Nigeria
Gewinnung Extraktion der Tonkabohnen
Duftrichtung süß, balsamisch, heuartig
Duftnote Basisnote
Affirmation Ich bin entspannt und gelöst. Ich ruhe in mir und genieße den Moment.
Wichtige Inhaltsstoffe Coumarin, Weingeist

Wirkung auf Körper und Seele

Seelisch-geistig: entspannend, harmonisierend, beruhigend, angstlösend, stimmungsaufhellend
Körperlich: entzündungshemmend, hautregenerierend, durchblutungsfördernd, lymphflussanregend, entkrampfend, schmerzlindernd

Bewährte Rezepturen

Der vielschichtige Duft von Tonkaextrakt bringt einen Hauch von Geborgenheit, Wärme und Sinnlichkeit.

In Wohlfühlmischungen und Naturparfüms ergibt Tonka eine besonders interessante, weiche Basisnote.
Exotisches Parfüm: 3 Tropfen Tonka Absolue, 2 Tropfen Sandelholz, 1 Tropfen Zedernholz und 4 Tropfen Limette in 10 ml Alkohol (70%ig) mischen
Die entkrampfende und schlaffördernde Wirkung macht Tonka zu einem bewährten Mittel bei überaktivem Nervensystem und Verspannungen.
Beruhigungs- und Schmerzöl: 6 Tropfen Tonka Absolue und 6 Tropfen Mandarine in 20 ml Sesamöl mischen und die entsprechenden Partien einreiben

Verträglichkeit / Sicherheit

In normaler Dosierung ist Tonka gut verträglich.

Besonderheiten

Tonka ist meist in 10%iger Verdünnung erhältlich.

Anwendungsmöglichkeiten

- Anspannung und Stress
- Ängste
- Schlafstörungen
- depressive Verstimmungen
- Trauer
- Cellulite
- Lymphstau
- Muskelverspannungen
- chronische Schmerzen
- rheumatische Beschwerden
- Bauchschmerzen
- prämenstruelles Syndrom

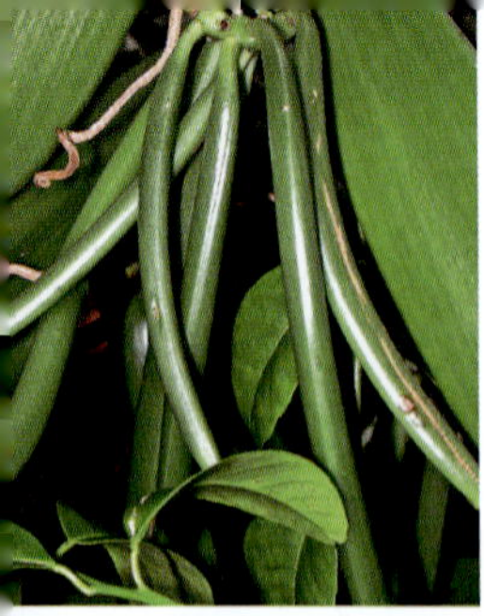

Vanilleextrakt

Vanilla planifolia, Vanilla fragrans

Pflanzenfamilie Orchideengewächse (Orchidaceae)
Herkunft Vanille wird in Madagaskar, La Réunion, auf den Komoren, in Indonesien und Mexiko kultiviert.
Gewinnung Extraktion der Schoten
Duftrichtung fein, warm, weich, süß, charakteristisch
Duftnote Basisnote
Affirmation Ich bin behütet und beschützt. Wärme und Geborgenheit umhüllen mich.
Wichtige Inhaltsstoffe Vanillin, Weingeist

Wirkung auf Körper und Seele

Seelisch-geistig: entspannend, beruhigend, schlafförderndnd, stimmungsaufhellend, antidepressiv
Körperlich: entzündungshemmend, krampflösend, schmerzlindernd, antibakteriell, antimykotisch

Bewährte Rezepturen

Vanilleduft vermittelt Wärme, Geborgenheit und Wohlgefühl und tröstet bei seelischen Problemen. Vor allem Kinder und sensible Menschen lieben den feinen Duft.

Abendduft für Kinder: 4 Tropfen Vanilleextrakt, 2 Tropfen Benzoe siam, 3 Tropfen Mandarine und 2 Tropfen Rosengeranium in die Duftlampe geben

Der sinnliche Duft von Vanille lädt ein zum Entspannen und öffnet für die Welt der Gefühle.

Partnermassageöl: 4 Tropfen Vanilleextrakt, 2 Tropfen Ylang-Ylang, 3 Tropfen Grapefruit und 1 Tropfen Patchouli in 50 ml Aprikosenkernöl mischen

Verträglichkeit / Sicherheit

Vanilleextrakt ist normalerweise sehr gut verträglich.

Besonderheiten

Der zähflüssige Vanilleextrakt wird im Handel üblicherweise in einer gebrauchsfertigen Verdünnung, z. B. 30 % Vanilleextrakt in Weingeist, angeboten. Naturvanille kann sehr gut zum Aromatisieren von Süßspeisen und Gebäck verwendet werden, riecht allerdings weniger süß als synthetisches Vanillin.

Anwendungsmöglichkeiten

- Nervosität und Stress
- Ängste
- Schlafstörungen
- depressive Verstimmungen
- Trauer
- Einsamkeit
- Gefühlskälte
- Bauchschmerzen
- Pilzinfektionen

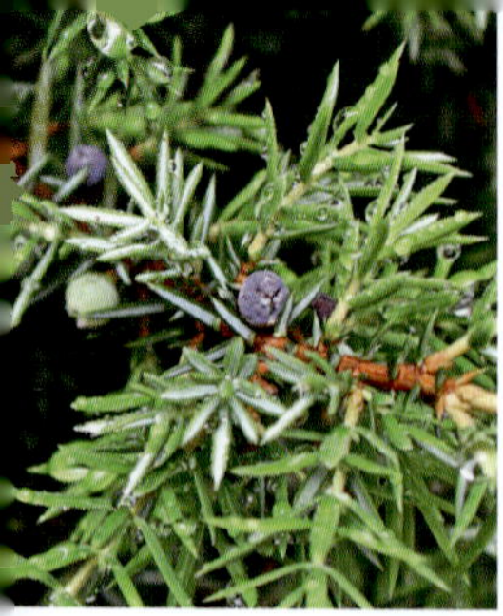

Wacholderbeere

Juniperus communis

Pflanzenfamilie Zypressengewächse (Cupressaceae)
Herkunft Beliebte Anbaugebiete sind Kroatien, Bulgarien, Rumänien, Italien und Frankreich.
Gewinnung Wasserdampfdestillation der Beeren
Duftrichtung krautig, frisch, leicht holzig
Duftnote Kopfnote mit Tendenz zur Herznote
Affirmation Ich konzentriere mich auf das Wesentliche.
Wichtige Inhaltsstoffe Alpha-Pinen, Beta-Pinen, Sabinen, Terpinen-4-ol

Wirkung auf Körper und Seele

Seelisch-geistig: beruhigend, stärkend, klärend
Körperlich: adstringierend, entwässernd, entschlackend, wundheilungsfördernd, antibakteriell, entzündungshemmend, schmerzlindernd, muskulär entspannend und entkrampfend, menstruationsfördernd

Bewährte Rezepturen

Aufgrund des stoffwechselanregenden und entgiftenden Effekts wird dieses Öl bei Fastenkuren eingesetzt.

Entschlackendes Pflegeöl: 99 ml Mandelöl, 6 Tropfen Wacholder, 4 Tropfen Zypresse, 5 Tropfen Rosengeranium und 4 Tropfen Limette mischen; dieses Öl bei Cellulite einige Wochen lang täglich morgens einreiben; während einer Fastenkur kann diese Mischung 2-mal wöchentlich als Öl für die Ganzkörpermassage eingesetzt werden.

Verträglichkeit / Sicherheit

Wacholderbeerenöl ist normalerweise gut verträglich. Vorsicht geboten ist in der Schwangerschaft, bei Säuglingen und bei Nierenschäden.

Besonderheiten

Eine weitere Juniperusart ist Juniperus virginiana, die amerikanische Virginia-Zeder, auch Rote Zeder genannt.

Anwendungsmöglichkeiten

- Unruhe und Stress
- Niedergeschlagenheit
- Erschöpfung
- Müdigkeit
- Gedächtnisschwäche
- Entgiftung und Entschlackung
- Cellulite
- Lymphstau
- Ödeme
- Hautpflege allgemein
- Akne
- Hautentzündungen
- Muskelverspannungen
- Muskel- und Gelenkschmerzen
- rheumatische Beschwerden

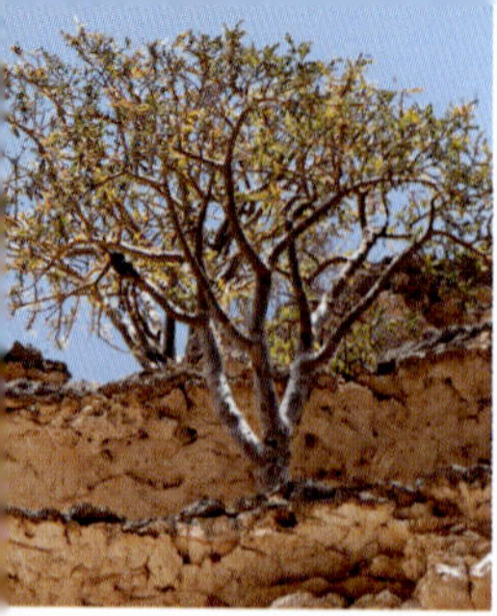

Weihrauch

Boswellia carterii, Boswellia sacra

Weitere Namen Olibanum

Pflanzenfamilie Balsambaumgewächse (Burseraceae)
Herkunft Olibanum stammt meist aus den arabischen Ländern Oman und Jemen sowie aus Nordafrika.
Gewinnung Wasserdampfdestillation des Harzes
Duftrichtung harzig, balsamisch, weich, herb
Duftnote Basisnote
Affirmation Ich ruhe in meiner Mitte.
Wichtige Inhaltsstoffe Alpha-Pinen, Alpha-Thujen, Limonen, Beta-Caryophyllen

Wirkung auf Körper und Seele

Seelisch-geistig: entspannend, harmonisierend, nervenstärkend, klärend, erdend, zentrierend
Körperlich: zellregenerierend, entzündungshemmend, entwässernd, immunstimulierend, schmerzstillend, antimykotisch, antibakteriell, insektenvertreibend

Bewährte Rezepturen

Weihrauch eignet sich für meditative Übungen, um den Geist zu beruhigen, zu ordnen und zu klären.

Meditationsmischung: 3 Tropfen Weihrauchöl, 2 Tropfen Bergamotte und 1 Tropfen Benzoe für die Duftlampe
Die entspannenden und pflegenden Eigenschaften von Weihrauch kommen in einem Bad optimal zum Einsatz.
Antistressbad: 5 Tropfen Weihrauchöl, 3 Tropfen Rosengeranium, 3 Esslöffel Sahne und 2 Esslöffel Mandelöl mischen und in das warme Wasser geben

Verträglichkeit / Sicherheit

Da Weihrauch sehr duftintensiv ist, genügen für die Raumbeduftung wenige Tropfen.

Besonderheiten

Der indische Weihrauch, Boswellia serrata, hat eine andere Wirkung und wird in der Ayurveda-Medizin zur Behandlung von Entzündungen eingesetzt.

Anwendungsmöglichkeiten

- Nervosität und Stress
- Ängstlichkeit
- Schlafstörungen
- Konzentrationsschwäche
- Meditation und Kontemplation
- Sterbebegleitung
- Hautpflege allgemein
- Akne
- Cellulite
- trockene, reife und rissige Haut
- Narbenpflege
- entzündliche Hauterscheinungen
- allergische Hauterscheinungen
- Fußpilz

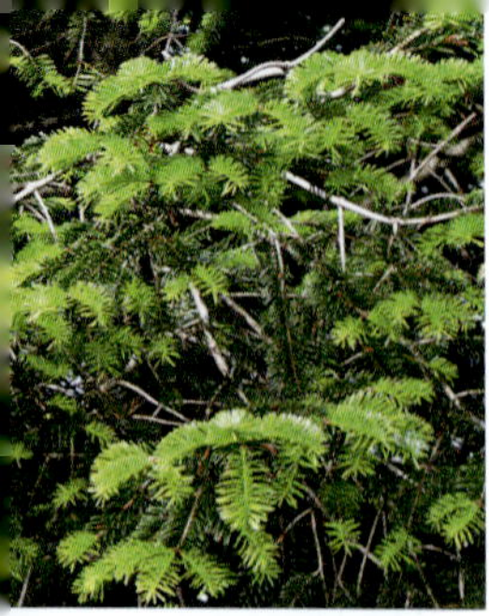

Weißtanne

Abies alba

Weitere Namen Silbertanne, Edeltanne

Pflanzenfamilie Kieferngewächse (Pinaceae)
Herkunft Hauptanbaugebiete sind Südtirol, Österreich und Frankreich.
Gewinnung Destillation der Nadeln und Zweige
Duftrichtung würzig-waldig, frisch mit sanfter Süße
Duftnote Kopfnote mit Tendenz zur Herznote
Affirmation Mein Atem fließt leicht und frei.
Wichtige Inhaltsstoffe Limonen, Alpha-Pinen, Camphen, Bornylacetat

Wirkung auf Körper und Seele

Seelisch-geistig: klärend, stimmungsaufhellend
Körperlich: anregend und stärkend auf die Atemorgane, wärmend, durchblutungsfördernd, schmerzlindernd, schleimlösend, auswurffördernd, immunstärkend, antibakteriell, antiviral

Bewährte Rezepturen

Die Weißtanne verbreitet ein angenehm waldiges und frisches Aroma als winterlicher Raum- und Saunaduft.

Waldiger Saunaduft: 3 Tropfen Weißtanne und 1 Tropfen Kiefernnadel auf 1 Kelle Wasser geben

Weißtannenöl durchwärmt die Muskulatur, löst Verspannungen und ist daher ein beliebter Zusatz in Sportmassageölen.

Anregendes Massageöl: 3 Tropfen Weißtanne, 2 Tropfen Wacholder und 2 Tropfen Grapefruit mit 20 ml Sesamöl vermischen und kräftig einmassieren

Verträglichkeit / Sicherheit

Weißtanne ist bei normaler Dosierung gut verträglich. Bei Überdosierung kann das Öl, speziell bei der Anwendung in warmem Wasser, die Haut reizen.

Besonderheiten

Die Weißtanne mit ihrem balsamisch-feinen Duft ist eines der beliebtesten Tannenöle.

Anwendungsmöglichkeiten

- Konzentrationsschwäche
- geistige Erschöpfung
- Ängstlichkeit
- Niedergeschlagenheit
- Stress
- Anregung der Atemtätigkeit
- Raumluftdesinfektion
- Muskelverspannungen
- rheumatische Beschwerden
- Husten
- Schnupfen
- Bronchitis

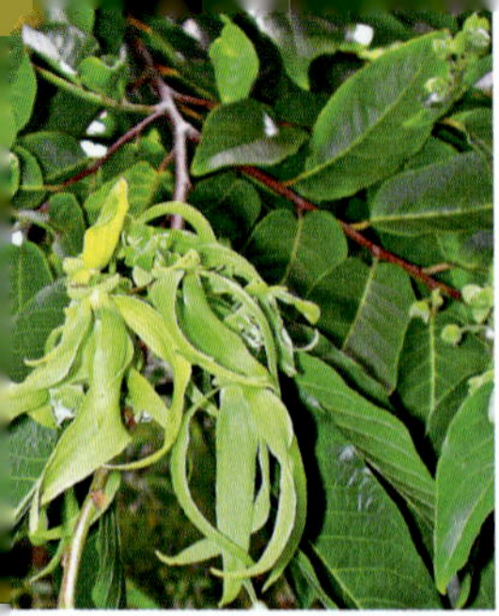

Ylang-Ylang

Cananga odorata

Weitere Namen Im Volksmund: »Blume der Blumen«

Pflanzenfamilie Flaschenbaumgewächse (Anonaceae)
Herkunft Ylang-Ylang wird vor allem in Madagaskar, auf den Komoren und in Indonesien angebaut.
Gewinnung Wasserdampfdestillation der Blüten
Duftrichtung exotisch, blumig-süß, schwer
Duftnote Herznote
Affirmation Ich genieße das Leben und entspanne.
Wichtige Inhaltsstoffe Linalool, Germacren, Beta-Caryophyllen, Benzylacetat, Geranylacetat

Wirkung auf Körper und Seele

Seelisch-geistig: entspannend, stark beruhigend, stimmungsaufhellend, fördert das Wohlbefinden
Körperlich: hautpflegend, zellregenerierend, wundheilend, antimykotisch, krampflösend, blutdrucksenkend, schmerzstillend

Bewährte Rezepturen

Das sinnliche Aroma von Ylang-Ylang ist beliebt für Duftmischungen zum Entspannen und Genießen.

Raumduft »Blütentraum«: 3 Tropfen Ylang-Ylang, 4 Tropfen Bergamotte und 2 Tropfen Olibanum

Sinnlicher Badezusatz: 4 Tropfen Ylang-Ylang, 3 Tropfen Orange süß und 2 Tropfen Zedernholz Atlas mit 2 Esslöffeln Sahne mischen und im Badewasser verteilen

Verträglichkeit / Sicherheit

Ylang-Ylang ist sehr duftintensiv. Bei zu hoher Dosierung in der Duftlampe kann es Kopfschmerzen bereiten. Das Öl ist nicht für Menschen mit niedrigem Blutdruck als Badezusatz oder für Massagen geeignet, da es hier möglicherweise Kreislaufstörungen verursachen kann.

Besonderheiten

Es gibt unterschiedliche Qualitäten. Der Duft von Ylang-Ylang complét ist besonders rund und intensiv.

Anwendungsmöglichkeiten

- Wellness
- Stress
- Nervosität
- nervöses Herzklopfen
- depressive Verstimmungen
- Schlaflosigkeit
- Ängstlichkeit
- Aufregung
- Haut- und Haarpflege
- prämenstruelles Syndrom
- Menstruationskrämpfe
- klimakterische Beschwerden
- Lustlosigkeit
- stressbedingter Bluthochdruck

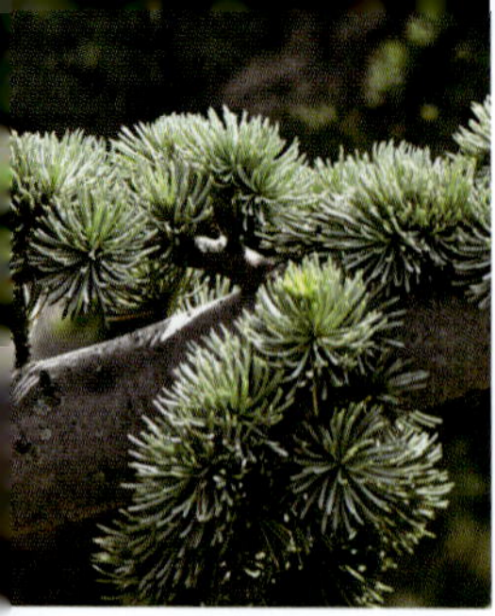

Zedernholz Atlas

Cedrus atlantica

Weitere Namen Atlaszeder

Pflanzenfamilie Kieferngewächse (Pinaceae)
Herkunft Die Hauptanbaugebiete für Zedernholz Atlas liegen in Marokko und Frankreich.
Gewinnung Wasserdampfdestillation des Kernholzes
Duftrichtung holzig, weich, warm
Duftnote Basisnote
Affirmation In der Ruhe finde ich Kraft und Stärke.
Wichtige Inhaltsstoffe Himachalene, Himachalol

Wirkung auf Körper und Seele

Seelisch-geistig: entspannend, beruhigend, stärkend, angstlösend, stimmungsaufhellend
Körperlich: adstringierend, stark hautregenerierend, entwässernd, entzündungshemmend, wundheilend, durchblutungsfördernd, juckreizstillend, schleimlösend, antibakteriell, antiallergen

Bewährte Rezepturen

Atlaszeder wirkt intensiv beruhigend und stabilisierend auf die Haut und das Nervensystem.

Entspannendes Bad bei Unruhe, Stress und gereizter Haut: 6 Tropfen Zedernholz Atlas, 2 Tropfen Patchouli und 4 Tropfen Palmarosa mit 3 Esslöffeln Sahne vermischen, in das warme Wasser geben und entspannen Zedernholzöl lindert die Beschwerden bei allergischem Schnupfen. Da es sehr hautfreundlich ist, kann es hierzu pur auf die Fingerkuppen aufgetragen und an den Nasenflügeln leicht eingeklopft werden.

Verträglichkeit / Sicherheit

Zedernholzöl ist bei normaler Dosierung gut verträglich.

Besonderheiten

Das Öl der Atlaszeder unterscheidet sich in Duft und Wirkung eindeutig vom Öl der Virginia-Zeder (Amerikanische Zeder).

Anwendungsmöglichkeiten

- Nervosität
- Anspannung
- Ängstlichkeit
- depressive Verstimmungen
- Konzentrationsschwäche
- Schlafstörungen
- seelische Krisen
- Akne
- Hauterkrankungen
- Cellulite
- Juckreiz
- Insektenabwehr
- Heuschnupfen
- Husten
- Bronchitis
- klimakterische Beschwerden

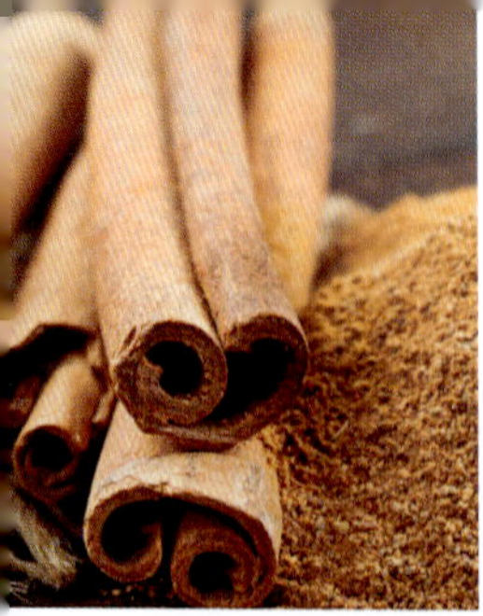

Zimtrinde

Cinnamomum ceylanicum

Weitere Namen Ceylon-Zimt

Pflanzenfamilie Lorbeergewächse (Lauraceae)
Herkunft Beste Qualitäten stammen aus Sri-Lanka. Auch in Indien, Madagaskar, China und Vietnam wird Zimt angebaut.
Gewinnung Destillation der getrockneten Rinde
Duftrichtung warm, würzig
Duftnote Basisnote
Affirmation Ich fühle mich warm, stark und geborgen.
Wichtige Inhaltsstoffe Zimtaldehyd, Eugenol, Cinnamylacetat, Benzylbenzoat

Wirkung auf Körper und Seele

Seelisch-geistig: belebend, stärkend, wärmend
Körperlich: durchblutungsfördernd, entzündungshemmend, schmerzlindernd, wehenanregend, stark antibakteriell, antiviral, antimykotisch

Bewährte Rezepturen

Der wärmende, anregende Duft von Zimt vermittelt Geborgenheit und weckt angenehme Erinnerungen.

Besonders in der kalten Winterzeit bringt Zimt in Kombination mit fruchtigen Aromen eine stimmungsvolle und gemütliche Atmosphäre.

Raumduft »Winterfreude«: 3 Tropfen Zimt, 1 Tropfen Gewürznelke, 5 Tropfen Orange süß für die Duftlampe

Zimt ist ein sehr stark antibiotisch wirkendes Öl und reinigt in Erkältungszeiten effektiv die Raumluft.

Raumspray »Anti-Infekt«: 8 Tropfen Zimt, 10 Tropfen Zitrone, 6 Tropfen Myrte und 3 Tropfen Lemongrass in 48 ml Alkohol (70%ig) lösen

Verträglichkeit / Sicherheit

Zimtrindenöl ist stark hautreizend und gilt als allergisierend. Die Anwendung auf der Haut ist dem Laien nicht zu empfehlen. Nicht geeignet in der Schwangerschaft.

Besonderheiten

Aus den Blättern und Zweigen von Cinnamomum cassia stammt das ähnlich duftende Zimtkassienöl.

Anwendungsmöglichkeiten

- Anspannung
- Stresssituationen
- Erschöpfung
- Raumluftdesinfektion
- Erkältung allgemein
- Fußpilz
- rheumatische Beschwerden
- infizierte Wunden

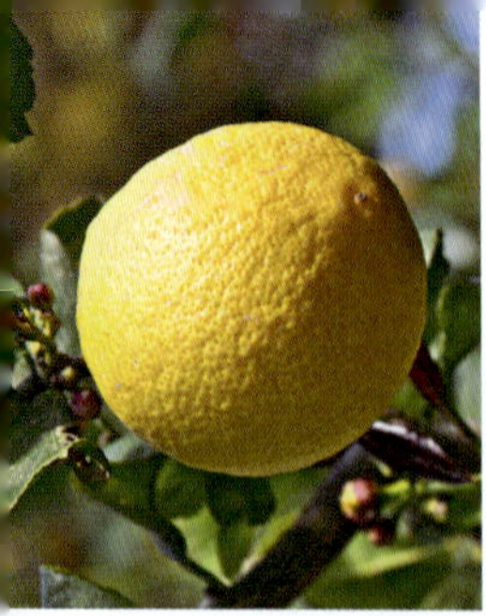

Zitrone

Citrus limon / Citrus medica limonum

Weitere Namen Limone

Pflanzenfamilie Rautengewächse (Rutaceae)
Herkunft Die Zitrone wird vor allem in Süditalien, Südamerika und in den USA angebaut.
Gewinnung Kaltpressung der Schalen
Duftrichtung fruchtig-frisch, spritzig-hell
Duftnote Kopfnote
Affirmation Ich fühle mich leicht und beschwingt.
Wichtige Inhaltsstoffe Limonen, Alpha- und Beta-Pinen, Gamma-Terpen

Wirkung auf Körper und Seele

Seelisch-geistig: konzentrationsstärkend, belebend, stimmungsaufhellend
Körperlich: antibakteriell, antiviral, adstringierend, entwässernd, immunstärkend, entzündungshemmend, fiebersenkend, verdauungsfördernd, desinfizierend

Bewährte Rezepturen

Zitronenduft steigert die Konzentration und lässt sich mit einem Hauch Pfefferminze gut kombinieren.

Raumduft »Gesunde Frische«: 7 Tropfen Zitrone und 1 Tropfen Pfefferminze in die Duftlampe geben

Da Zitronenöl den Stoffwechsel anregt, ist es ideal als Begleiter für Frühjahrs- und Fastenkuren.

Erfrischendes Kuröl: 20 ml Aprikosenkernöl, 3 Tropfen Zitrone und 1 Tropfen Rosmarin mischen und das Öl von den Fußsohlen ausgehend die Beine nach oben gut einmassieren

Verträglichkeit / Sicherheit

Zitrone ist normalerweise gut verträglich. Es erhöht die Lichtempfindlichkeit der Haut ab einer Dosierung von 2 %. Bei empfindlicher Haut kann Zitronenöl in heißem Badewasser die Haut reizen. Verwenden Sie daher nur wenige Tropfen für ein Zitronenbad.

Anwendungsmöglichkeiten

- Anregung der Gedächtnisleistung
- Anregung der Konzentrationsfähigkeit
- Antriebsschwäche
- depressive Verstimmungen
- Abwehrschwäche
- Rekonvaleszenz
- Akne
- Cellulite
- Lymphstau
- vorbeugend gegen Krampfadern
- Appetitlosigkeit
- Übelkeit

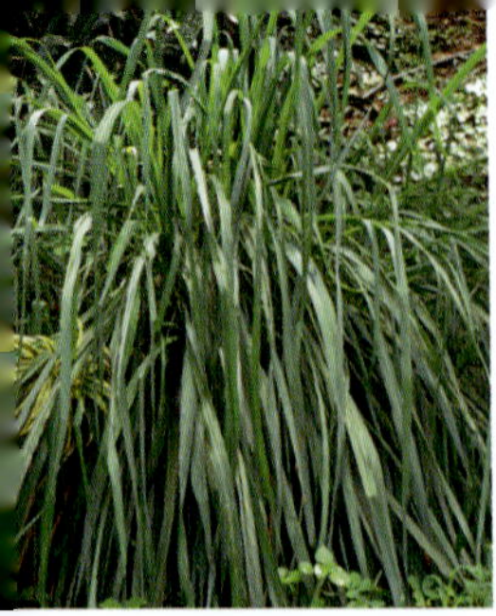

Zitronellgras

Cymbopogon nardus

Weitere Namen Zitronengras, Citronella

Pflanzenfamilie Süßgräser (Poaceae)
Herkunft Zitronellgras wird in Mittel- und Südamerika sowie in Indonesien angebaut.
Gewinnung Wasserdampfdestillation des Grases
Duftrichtung zitronig-frisch, leicht grasig
Duftnote Kopfnote
Affirmation Ich bin entspannt, hellwach und klar.
Wichtige Inhaltsstoffe Geraniol, Citronellol, Geranial, Citronellal, Neral

Wirkung auf Körper und Seele

Seelisch-geistig: mental erfrischend und stärkend, entspannend, stimmungsaufhellend
Körperlich: entzündungshemmend, krampflösend, antibakteriell, antiviral, insektenabweisend, atmosphärisch stark reinigend

Bewährte Rezepturen

Das angenehm frisch duftende Zitronellgras wird bevorzugt zum Vertreiben von unangenehmen Gerüchen, zur

Reinigung der Raumluft von Keimen und zum Schutz vor Stechmücken eingesetzt.

Raumspray »Klare Luft«: 15 Tropfen Zitronellgras, 10 Tropfen Eucalyptus citriodora und 10 Tropfen Lavandin in 50 ml Branntwein (70%ig) geben; diese Mischung eignet sich auch zum Vertilgen von Zigarettenrauch.

Verträglichkeit / Sicherheit

Vorsicht bei der Anwendung von Zitronellgras in Hautpflegeprodukten. Bei sensibler Haut können Reizungen auftreten, daher sparsam dosieren.

Besonderheiten

Zitronellgras hat einen melissenähnlichen Duft und wird daher auch zum Strecken der echten Melisse eingesetzt oder unter der irreführenden Bezeichnung »Melissa indicum« in Entspannungsbädern angeboten.

Anwendungsmöglichkeiten

- Raumluftdesinfektion
- geistige Erschöpfung
- depressive Verstimmungen
- Cellulite
- unreine Haut
- Insektenabwehr (Stechmücken, Motten, Ameisen, Flöhe)

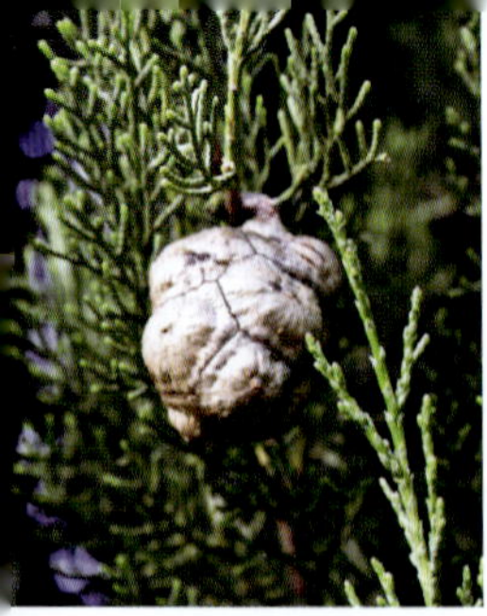

Zypresse

Cupressus sempervirens

Pflanzenfamilie Zypressengewächse (Cupressaceae)
Herkunft Italien, Spanien, Frankreich und Marokko
Gewinnung Destillation der Blätter und Zweige
Duftrichtung holzig, waldig, herb
Duftnote Basisnote mit Tendenz zur Herznote
Affirmation Ich lasse jede Anspannung los und konzentriere mich auf das Wesentliche.
Wichtige Inhaltsstoffe Alpha-Pinen, Cedrol

Wirkung auf Körper und Seele

Seelisch-geistig: stärkend, klärend, entspannend, beruhigend, konzentrationsfördernd
Körperlich: adstringierend, entzündungshemmend, desodorierend, lymphflussanregend, venenstärkend, bindegewebsstärkend, juckreizstillend, krampflösend, schmerzstillend, insektenabweisend

Bewährte Rezepturen

Hauptmerkmal von Zypressenöl ist die sehr gute zusammenziehende und entgiftende Wirkung.

Daher eignet sich das Öl gut als Komponente in entschlackenden Bädern und Pflegeölen gegen Cellulite, Lymphstau und bei schweren Beinen.
Anticelluliteöl: 6 Tropfen Zypresse, 3 Tropfen Rosmarin, 3 Tropfen Wacholder und 5 Tropfen Orange süß in 50 ml Sesamöl mischen und damit 1-mal täglich die Beine einmassieren

Verträglichkeit / Sicherheit

Bei normaler Dosierung ist es ein gut verträgliches Öl. Nicht geeignet zur Anwendung in der Schwangerschaft.

Besonderheiten

Zypressenöl ist ein beliebter, holzig-frischer Herrenduft in der Parfümerie.

Anwendungsmöglichkeiten

- Konzentrationsschwäche
- geistige Überforderung
- Erschöpfung
- Reizbarkeit
- depressive Verstimmungen
- schlechte Durchblutung
- Bindegewebsschwäche
- Couperose
- Cellulite
- Juckreiz
- Krampfadern
- Lymphstau
- Hämorrhoiden
- übermäßige Schweißbildung
- Heuschnupfen
- rheumatische Beschwerden

Hinweis für unsere Leser
Die Informationen in diesem Buch sind von Autorin und Verlag sorgfältig erwogen und geprüft, dennoch kann eine Garantie nicht übernommen werden. Eine Haftung der Autorin bzw. des Verlags und seiner Beauftragten für Personen-, Sach- und Vermögensschäden ist ausgeschlossen.

Bildnachweis
Alle Fotos: © Neumond – Düfte der Natur GmbH, Bernhard Mirwald außer: Beat Ernst: 42, 90, 122, 134; Fotolia.com: 108 (lognetic), 130 (chamillew); Getty Images: 2, 19 (Fuse), 5 (hemis.fr), 33 (Yuri Arcurs); Südwest Verlag, München: 46, 106, 116

4. Auflage 2026

Neumarkter Straße 28, D-81673 München
produktsicherheit@penguinrandomhouse.de

Redaktion: Alexandra Steiner
Projektleitung: Sven Beier
Umschlaggestaltung: Geviert, Andrea Janas unter Verwendung mehrerer Motive von © shutterstock
Druck: PBtisk, a.s., Příbram
Printed in Czech Republic
ISBN: 978-3-424-15275-3